登録販売者研究会

5日間でスッキリ合格 登録販売者 一問一答&予想問題

第2版

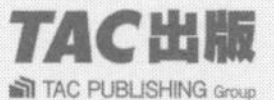

はじめに

2015年度以降、資格要件が変更となり、要するに「誰でも受けられる」ようになった登録販売者試験。実際、医薬品販売の経験のない人が、資格取得後に勤務するといったケースも増えています。そこで私どもは、「まったくの未経験者でも、頑張れば、最短5日間で合格できる」をコンセプトに制作・編集に取り組みました。本書のおおまかな特徴は以下のとおりです。

❶掲載問題はほぼすべてが実試験そのままの内容となっており、とっつきづらい「登録販売者試験独特の問題文」に慣れながらの学習が可能。
❷厚生労働省が示す、「試験問題作成のための手引き」の最新版（令和４年3月）に準拠した内容。
❸全国の過去問を精査し、その内容やポイントを適切にパターン分類したうえで、再出題の可能性が高い頻出問題のみを厳選抽出して掲載。
❹頻出問題の中でも特に出題傾向の高い設問には「よく出る」アイコンを付記。最終の追い込みなどに活用可能。

合格に必要なエッセンスが凝縮されたこの一冊を信じ、問題を解き、解答を覚え、意味を理解することで、実力は確実に身についていきます。

読者の皆様が本書を活用され、合格の栄冠を勝ち取られることを願ってやみません。

2023年３月１日

登録販売者研究会　岩井　浩

本書の使い方

本書は超短期合格を実現するため、さまざまなノウハウによって
構成されています。

… まずその日の学習ポイントを確認 …

◎合格のためのチェックポイントで重要ポイントをチェックする

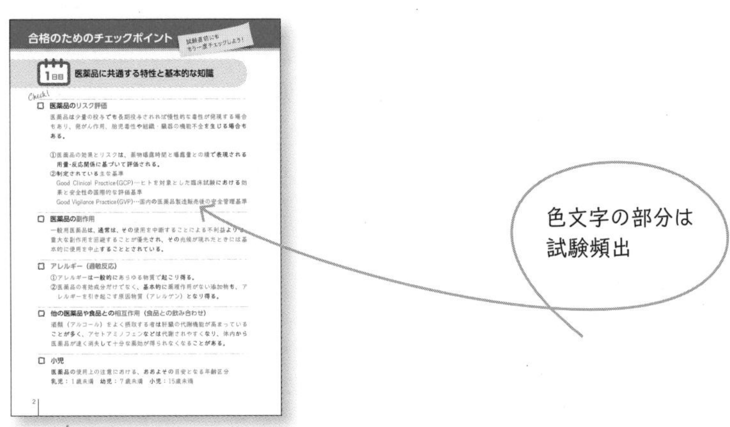
色文字の部分は
試験頻出

合格のためのチェックポイント

試験直前にも
もう一度チェックしよう！

1日目 医薬品に共通する特性と基本的な知識

Check!

☐ 医薬品のリスク評価

医薬品は少量の投与でも長期投与されれば慢性的な毒性が発現する場合もあり、発がん作用、胎児毒性や組織・臓器の機能不全を生じる場合もある。

①医薬品の効果とリスクは、薬物曝露時間と曝露量との積で表現される用量-反応関係に基づいて評価される。
②制定されている主な基準
Good Clinical Practice(GCP)…ヒトを対象とした臨床試験における効果と安全性の国際的な評価基準
Good Vigilance Practice(GVP)…国内の医薬品製造販売後の安全管理基準

☐ 医薬品の副作用

一般用医薬品は、通常は、その使用を中断することによる不利益よりも重大な副作用を回避することが優先され、その兆候が現れたときには基本的に使用を中止することとされている。

☐ アレルギー（過敏反応）

①アレルギーは一般的にあらゆる物質で起こり得る。
②医薬品の有効成分だけでなく、基本的に薬理作用がない添加物も、アレルギーを引き起こす原因物質（アレルゲン）となり得る。

☐ 他の医薬品や食品との相互作用（食品との飲み合わせ）

酒類（アルコール）をよく摂取する者は肝臓の代謝機能が高まっていることが多く、アセトアミノフェンなどは代謝されやすくなり、体内から医薬品が速く消失して十分な薬効が得られなくなることがある。

☐ 小児

医薬品の使用上の注意における、おおよその目安となる年齢区分
乳児：1歳未満　幼児：7歳未満　小児：15歳未満

2

… 試験で問われる事項をマスター …

◎一問一答式問題をしっかり解く

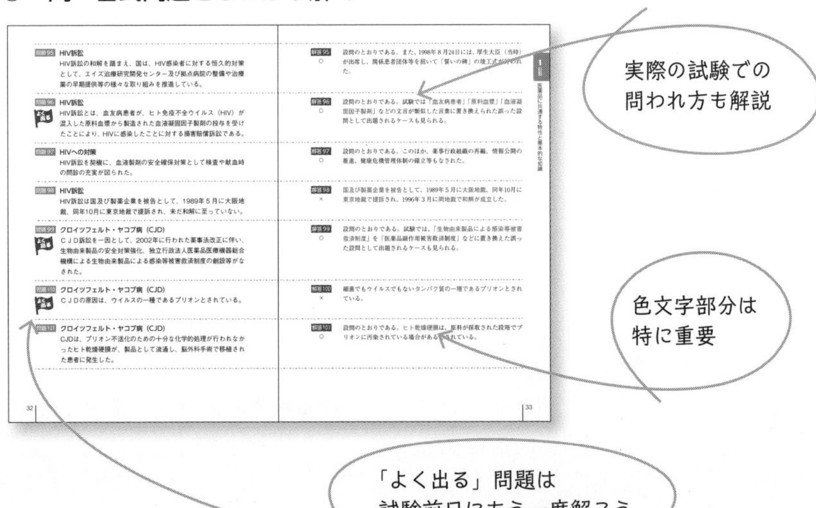
実際の試験での
問われ方も解説
色文字部分は
特に重要
「よく出る」問題は
試験前日にもう一度解こう

問題95 HIV訴訟
HIV訴訟の和解を踏まえ、国は、HIV感染者に対する恒久的対策として、エイズ治療研究開発センター及び拠点病院の整備や治療薬の早期提供等の様々な取り組みを推進している。

問題96 HIV訴訟 よく出る
HIV訴訟とは、血友病患者が、ヒト免疫不全ウイルス（HIV）が混入した原料血漿から製造された血液凝固因子製剤の投与を受けたことにより、HIVに感染したことに対する損害賠償訴訟である。

問題97 HIVへの対策
HIV訴訟を契機に、血液製剤の安全確保対策として検査や献血時の問診の充実が図られた。

問題98 HIV訴訟
HIV訴訟は国及び製薬企業を被告として、1989年5月に大阪地裁、同年10月に東京地裁で提訴され、未だ和解に至っていない。

問題99 クロイツフェルト・ヤコブ病（CJD） よく出る
ＣＪＤ訴訟を一因として、2002年に行われた薬事法改正に伴い、生物由来製品の安全対策強化、独立行政法人医薬品医療機器総合機構による生物由来製品による感染等被害救済制度の創設等がなされた。

問題100 クロイツフェルト・ヤコブ病（CJD） よく出る
ＣＪＤの原因は、ウイルスの一種であるプリオンとされている。

問題101 クロイツフェルト・ヤコブ病（CJD）
CJDは、プリオン不活化のための十分な化学的処理が行われなかったヒト乾燥硬膜が、製品として流通し、脳外科手術で移植された患者に発生した。

32

解答95 ○ 設問のとおりである。また、1998年8月24日には、厚生大臣（当時）が出席し、関係患者団体等を招いて「誓いの碑」の竣工式が行われた。

解答96 ○ 設問のとおりである。試験では「血友病患者」「原料血漿」「血液凝固因子製剤」などの文言が類似した言葉に置き換えられた誤った設問として出題されるケースも見られる。

解答97 ○ 設問のとおりである。このほか、薬事行政組織の再編、情報公開の推進、健康危機管理体制の確立等もなされた。

解答98 × 国及び製薬企業を被告として、1989年5月に大阪地裁、同年10月に東京地裁で提訴され、1996年3月に両地裁で和解が成立した。

解答99 ○ 設問のとおりである。試験では、「生物由来製品による感染等被害救済制度」を「医薬品副作用被害救済制度」などに置き換えた誤った設問として出題されるケースも見られる。

解答100 × 細菌でもウイルスでもないタンパク質の一種であるプリオンとされている。

解答101 ○ 設問のとおりである。ヒト乾燥硬膜は、原料が採取された段階でプリオンに汚染されている場合があるとされている。

1日目 医薬品に共通する特性と基本的な知識

33

… 重要事項を整理 …

◎今日のまとめで重要ポイントを復習する

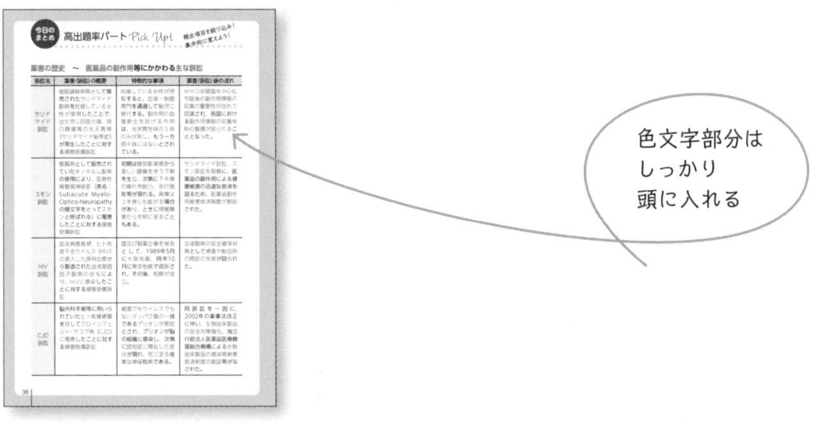
今日のまとめ　高出題率パート Pick Up!　頻出項目を絞り込み！集中的に覚えよう！

薬害の歴史　～　医薬品の副作用等にかかわる主な訴訟

訴訟名	薬害（訴訟）の概要	特徴的な事項	薬害（訴訟）後の流れ
サリドマイド訴訟	催眠鎮静剤等として販売されたサリドマイド製剤を妊娠している女性が使用したことで、出生児に四肢欠損、耳の障害等の先天異常（サリドマイド胎芽症）が発生したことに対する損害賠償訴訟	妊娠している女性が摂取すると、血液－胎盤関門を通過して胎児に移行する。副作用の血管新生を妨げる作用は、光学異性体のS体のみが有し、もう一方のR体にはないとされている。	WHO加盟国を中心に市販後の副作用情報の収集の重要性が改めて認識され、各国における副作用情報の収集体制の整備が図られることとなった。
スモン訴訟	整腸剤として販売されていたキノホルム製剤の使用により、亜急性脊髄視神経症（英名：Subacute Myelo-Optico-Neuropathyの頭文字をとってスモンと呼ばれる）に罹患したことに対する損害賠償訴訟	初期は腹部の膨満感から激しい腹痛を伴う下痢を生じ、次第に下半身の痺れや脱力、歩行困難等が現れる。麻痺は上半身にも拡がる場合があり、ときに視覚障害から失明に至ることもある。	サリドマイド訴訟、スモン訴訟を契機に、医薬品の副作用による健康被害の迅速な救済を図るため、医薬品副作用被害救済制度が創設された。
HIV訴訟	血友病患者が、ヒト免疫不全ウイルス（HIV）の混入した原料血漿から製造された血液凝固因子製剤の投与により、HIVに感染したことに対する損害賠償訴訟	国及び製薬企業を被告として、1989年5月に大阪地裁、同年10月に東京地裁で提訴され、その後、和解が成立。	血液製剤の安全確保対策として検査や献血時の問診の充実が図られた。
CJD訴訟	脳外科手術等に用いられていたヒト乾燥硬膜を介してクロイツフェルト・ヤコブ病（CJD）に罹患したことに対する損害賠償訴訟	細菌でもウイルスでもないタンパク質の一種であるプリオンが原因とされ、プリオンが脳の組織に感染し、次第に認知症に類似した症状が現れ、死に至る重篤な神経難病である。	同訴訟を一因に、2002年の薬事法改正に伴い、生物由来製品の安全対策強化、独立行政法人医薬品医療機器総合機構による生物由来製品の感染等被害救済制度の創設等がなされた。

36

色文字部分は
しっかり
頭に入れる

… 学習したことをテストする …

◎予想問題を解いて学習したことを力試し

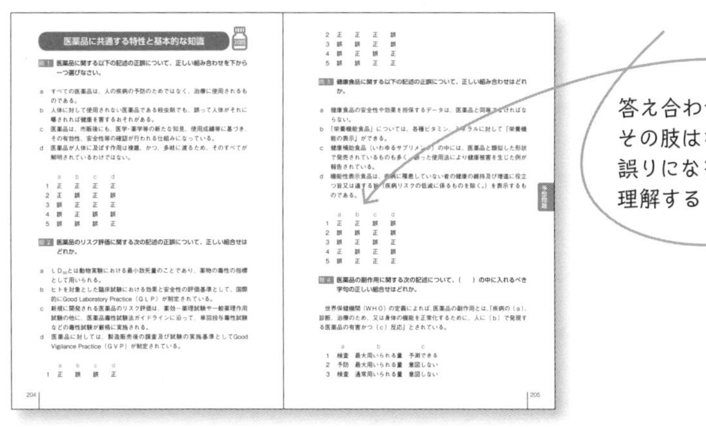
医薬品に共通する特性と基本的な知識

問1　医薬品に関する以下の記述の正誤について、正しい組み合わせを下から一つ選びなさい。

a　すべての医薬品は、人の疾病の予防のためではなく、治療に使用されるものである。
b　人体に対して使用されない医薬品である殺虫剤でも、誤って人体がそれに曝されれば健康を害するおそれがある。
c　医薬品は、市販後にも、医学・薬学等の新たな知見、使用成績等に基づき、その有効性、安全性等の確認が行われる仕組みになっている。
d　医薬品が人体に及ぼす作用は複雑、かつ、多岐に渡るため、そのすべてが解明されているわけではない。

	a	b	c	d
1	正	正	正	正
2	正	誤	正	誤
3	誤	正	正	正
4	誤	正	誤	誤
5	誤	誤	誤	正

問2　医薬品のリスク評価に関する次の記述の正誤について、正しい組合せはどれか。

a　LD_{50}とは動物実験における最小致死量のことであり、薬物の毒性の指標として用いられる。
b　ヒトを対象とした臨床試験における効果と安全性の評価基準として、国際的にGood Laboratory Practice（GLP）が制定されている。
c　新規に開発される医薬品のリスク評価は、薬効－薬理試験や一般薬理作用試験の他に、医薬品毒性試験法ガイドラインに沿って、単回投与毒性試験などの毒性試験が厳格に実施される。
d　医薬品に対しては、製造販売後の調査及び試験の実施基準としてGood Vigilance Practice（GVP）が制定されている。

	a	b	c	d
1	正	誤	誤	正
2	正	正	正	誤
3	誤	誤	正	誤
4	誤	正	誤	正
5	誤	誤	正	正

問3　健康食品に関する以下の記述の正誤について、正しい組み合わせはどれか。

a　健康食品の安全性や効果を担保するデータは、医薬品と同等でなければならない。
b　「栄養機能食品」については、各種ビタミン、ミネラルに対して「栄養機能の表示」ができる。
c　健康補助食品（いわゆるサプリメント）の中には、医薬品と類似した形状で発売されているものも多く、誤った使用法により健康被害を生じた例が報告されている。
d　機能性表示食品は、疾病に罹患していない者の健康の維持及び増進に役立つ旨又は適する旨（疾病リスクの低減に係るものを除く。）を表示するものである。

	a	b	c	d
1	正	正	誤	誤
2	誤	誤	正	誤
3	誤	正	誤	正
4	正	誤	正	誤
5	誤	正	正	正

問4　医薬品の副作用に関する次の記述について、（　　）の中に入れるべき字句の正しい組合せはどれか。

世界保健機関（WHO）の定義によれば、医薬品の副作用とは、「疾病の（a）、診断、治療のため、又は身体の機能を正常化するために、人に（b）で発現する医薬品の有害かつ（c）反応」とされている。

	a	b	c
1	検査	最大用いられる量	予測できる
2	予防	最大用いられる量	意図しない
3	検査	通常用いられる量	意図しない

204　205

答え合わせするとき、
その肢はなぜ
誤りになるのかを
理解する

… 試験前日に必ずすること …

❶「よく出る」問題をもう一度解く

❷ 間違った問題をもう一度解く

❸「合格のためのチェックポイント」と「今日のまとめ」をもう一度読む

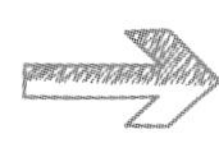

合格

目次

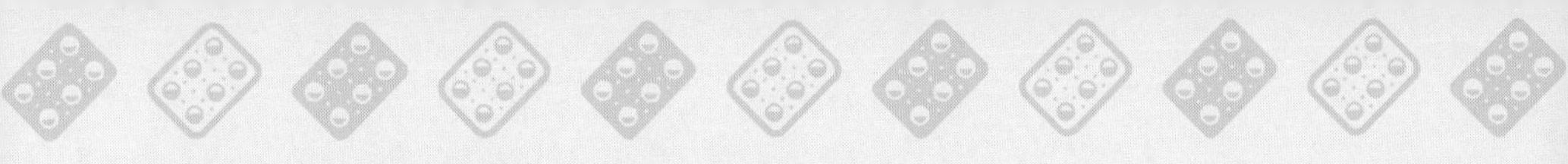

登録販売者試験とは？

◎ 受験資格

学歴・実務経験を問わず受験可能です。
受験の時点で医薬品販売を行う店舗に従事していなくても受験できます。

◎ 試験形式

筆記試験
選択式の択一問題で、記述式の問題はありません。会場によって、マークシート方式や解答用紙に選択肢の数字を記入する方式などがあります。

◎ 試験実施の回数と試験日

試験は都道府県ごとに年１回実施されます。
試験日はその都道府県ごとに異なります。例年では８～12月に実施されています。同日の試験は受けられませんが、複数の都道府県の試験も受験可能です。
申込みの方法や試験日は都道府県によって異なるので、ご注意ください。
詳細は各都道府県のホームページなどに案内が掲載されますのでご確認ください。

◎ 試験ブロック

登録販売者試験では、47の都道府県が原則として10のブロックに分かれていて、ブロックごとに試験を行います。ブロックでは同一の試験問題を使用し、同日に試験が行われます。したがって、同ブロック内の都道府県では重複して受験することができません。

北海道・東北	北海道、青森県、岩手県、宮城県、秋田県、山形県、福島県
関東・甲信越	茨城県、栃木県、群馬県、山梨県、長野県、新潟県
首都圏	東京都、千葉県、埼玉県、神奈川県
北陸・東海	富山県、石川県、岐阜県、静岡県、愛知県、三重県
関西広域連合	滋賀県、京都府、大阪府、兵庫県、和歌山県、徳島県
中国	島根県、鳥取県、岡山県、広島県、山口県
四国	香川県、高知県、愛媛県
九州・沖縄	福岡県、大分県、佐賀県、長崎県、熊本県、宮崎県、鹿児島県、沖縄県
福井県	(関西広域連合と同日だが、問題が多少異なる)
奈良県	(単独)

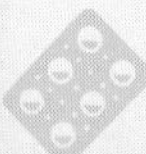
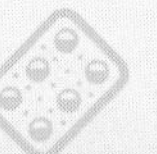
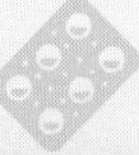
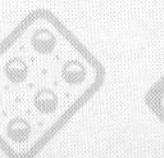
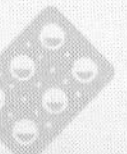
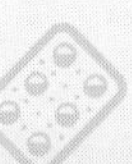
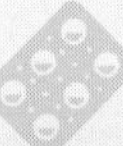
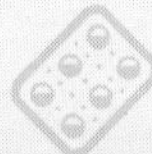
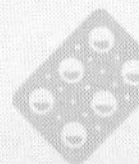
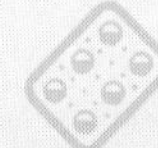

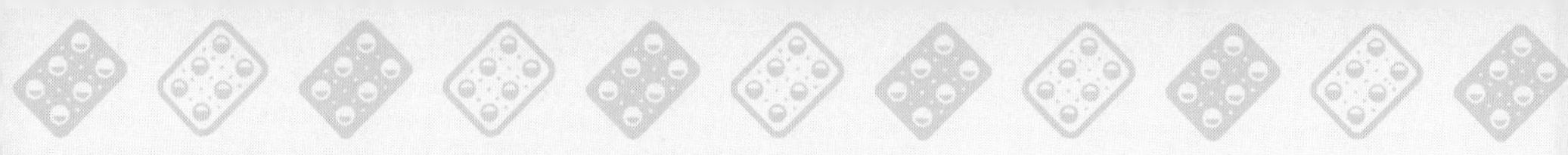

◎ 試験項目と問題数、試験時間

試験項目は「試験問題の作成に関する手引き（平成30年３月）」の章立てと同様です。試験項目と問題数は次の表の通りです。

試験項目	問題数
医薬品に共通する特性と基本的な知識	20問
人体の働きと医薬品	20問
主な医薬品とその作用	40問
薬事関係法規・制度	20問
医薬品の適正使用・安全対策	20問
合計	120問

試験時間は、午前120分、午後120分ですが、都道府県によって出題される章の組み合わせに違いがあります。自分が受験する地域の出題順をあらかじめ覚えておくようにしましょう。

◎ 合格基準

全120問を１問につき１点で計算します。また、以下の基準を満たす必要があります。

1. 全出題数120問のうち正解が70％以上（84点以上）であること
2. 試験項目ごとに正解が35％以上（20点満点の項目で７点以上、40点満点の項目で14点以上）であること

（ただし、都道府県によって、２の基準が40％以上のところもあります）

◎ 合格率

エリアごとに問題を作成しているため、問題の傾向や難易度、合格率はばらつきが見られますが、近年は比較的大きな差がなくなってきています。合格率は全国平均でおおむね40～50％で推移しています。

※本書では「医薬品、医療機器等の品質、有効性及び安全性の確保等に関する法律」を「医薬品医療機器等法」と表記しています。

医薬品に共通する特性と基本的な知識

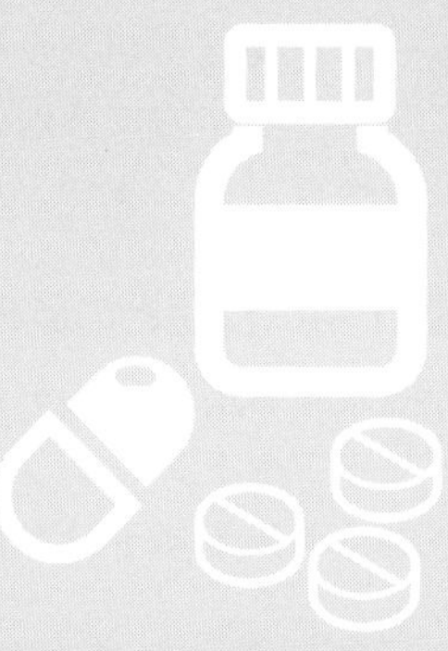

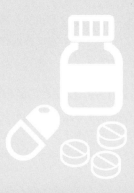

合格のためのチェックポイント

試験直前にも
もう一度チェックしよう！

医薬品に共通する特性と基本的な知識

Check!

□ 医薬品のリスク評価

医薬品は少量の投与でも長期投与されれば慢性的な毒性が発現する場合もあり、発がん作用、胎児毒性や組織・臓器の機能不全を生じる場合もある。

①医薬品の効果とリスクは、用量と作用強度の関係（用量-反応関係）に基づいて評価される。

②制定されている主な基準

Good Clinical Practice（GCP）…ヒトを対象とした臨床試験の実施の基準

Good Vigilance Practice（GVP）…国内の医薬品製造販売後の安全管理の基準

□ 医薬品の副作用

一般用医薬品は、通常は、その使用を中断することによる不利益よりも、重大な副作用を回避することが優先され、その兆候が現れたときには基本的に使用を中止することとされている。

□ アレルギー（過敏反応）

①アレルギーは一般的にあらゆる物質で起こり得る。

②医薬品の有効成分だけでなく、基本的に薬理作用がない添加物も、アレルギーを引き起こす原因物質（アレルゲン）となり得る。

□ 他の医薬品や食品との相互作用（食品との飲み合わせ）

酒類（アルコール）をよく摂取する者は肝臓の代謝機能が高まっていることが多く、肝臓で代謝されるアセトアミノフェンなどは代謝されやすくなり、体内から医薬品が速く消失して十分な薬効が得られなくなることがある。

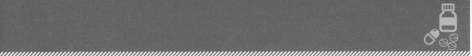

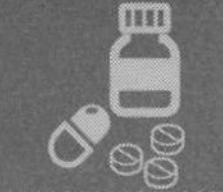

Check!

□ 小児

厚生労働省が定める、おおよその目安となる年齢区分

新生児：生後４週未満　乳児：生後４週以上１歳未満　幼児：１歳以上７歳未満　小児：７歳以上15歳未満

□ プラセボ効果（偽薬効果）

定義…医薬品を使用したとき、結果的又は偶発的に薬理作用によらない作用を生じること。

発生理由…医薬品を使用したこと自体による楽観的な結果への期待（暗示効果）や、条件付けによる生体反応、時間経過による自然発生的な変化（自然緩解など）等が関与していると考えられている。

□ 一般用医薬品の定義

医薬品医療機器等法において「医薬品のうち、その効能及び効果において人体に対する作用が著しくないものであって、薬剤師その他の医薬関係者から提供された情報に基づく需要者の選択により使用されることが目的とされているもの（要指導医薬品を除く）。」と定義されている。

□ 一般用医薬品の役割

⑴ 軽度な疾病に伴う症状の改善　⑵ 生活習慣病等の疾病に伴う症状発現の予防（科学的・合理的に効果が期待できるものに限る。）　⑶ 生活の質（QOL）の改善・向上　⑷ 健康状態の自己検査　⑸ 健康の維持・増進　⑹ その他保健衛生

□ 販売時のコミュニケーション

医薬品販売等の専門家が確認しておきたい主な基本的ポイント

①何のためにその医薬品を購入しようとしているか（購入者等のニーズ、購入の動機）

②その医薬品を使用するのは情報提供を受けている当人か、又はその家族等が想定されるか

③その医薬品を使用する人として、小児や高齢者、妊婦等が想定されるか

④その医薬品を使用する人が医療機関で治療を受けていないか
⑤その医薬品を使用する人が過去にアレルギーや医薬品による副作用等の経験があるか
⑥その医薬品を使用する人が相互作用や飲み合わせで問題を生じるおそれのある他の医薬品や食品を摂取していないか

問題 1　医薬品の影響

人体に対して使用されない医薬品は、人の健康に影響を与えることはない。

問題 2　有効性、安全性等の確認

医薬品は、市販後にも、医学・薬学等の新たな知見、使用成績等に基づき、その有効性、安全性等の確認が行われる仕組みになっている。

問題 3　異物等の混入

医薬品について、医薬品医療機器等法では、健康被害の発生の可能性がある場合のみ、異物等の混入、変質等がある医薬品を販売等してはならない旨を定めており、製造販売業者による製品回収等の措置がなされることもある。

問題 4　人体に及ぼす作用

医薬品が人体に及ぼす作用は複雑、かつ、多岐にわたり、そのすべては解明されているわけではない。

問題 5　一般用医薬品

一般用医薬品は、一般の生活者が自ら選択し、使用するものであり、添付文書を見れば、効能効果や副作用等について誤解や認識不足を生じることはない。

問題 6　保健衛生上のリスク

一般用医薬品は、医療用医薬品と比較して、保健衛生上のリスクは相対的に高いと考えられている。

問題 7　医薬品の目的

医薬品は、人の疾病の診断、治療もしくは予防に使用されること、または人の身体の構造や機能に影響を及ぼすことを目的とする生命関連製品であり、その有用性が認められたものである。

解答 1
×

人体に対して使用されない医薬品についても、例えば、殺虫剤や検査薬など、人の健康に影響を与えるものもある。

解答 2
○

設問のとおりである。こうした結果をふまえ、リスク区分や承認基準の見直しなどが行われている。

解答 3
×

医薬品医療機器等法では、健康被害の発生の可能性の有無にかかわらず、異物等の混入、変質等があってはならない旨を定めている。

解答 4
○

設問のとおりである。このため、必ずしも期待される有益な効果（薬効）のみをもたらすとは限らず、好ましくない反応（副作用）を生じる場合もある。

解答 5
×

一般の生活者においては、添付文書や製品表示に記載された内容を見ただけでは、効能効果や副作用等について誤解や認識不足を生じることもある。

解答 6
×

一般用医薬品は、医療用医薬品と比較すれば保健衛生上のリスクは相対的に低いと考えられる。しかしながら、科学的な根拠に基づく適切な理解や判断によって適正な使用が図られる必要がある。

解答 7
○

設問のとおりである。しかし、使用にあたっては、保健衛生上のリスクを伴うものであることに注意が必要である。

問題 8　**医薬品の毒性**

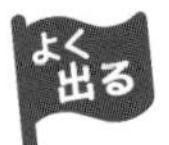

医薬品は、治療量を超えた量を単回投与した後に毒性が発現するおそれが高いことは当然であるが、少量の投与でも長期投与されれば慢性的な毒性が発現する場合もある。

問題 9　**医薬品のリスク評価**

医薬品に対しては、製造販売後の調査及び試験の実施の基準としてGood Vigilance Practice（ＧＶＰ）が制定されている。

問題 10　**医薬品のリスク評価**

医薬品の製造販売後安全管理の基準として、Good Post－marketing Study Practice（ＧＰＳＰ）が制定されている。

問題 11　**医薬品のリスク評価**

新規に開発される医薬品のリスク評価は、医薬品の安全性に関する非臨床試験の基準であるGood Clinical Practice（ＧＣＰ）に準拠して行われる。

問題 12　**医薬品のリスク評価**

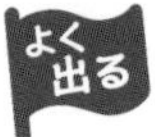

ヒトを対象とした臨床試験の実施の基準として、国際的に Good Laboratory Practice（ＧＬＰ）が制定されている。

問題 13　**毒性の指標**

動物実験により求められる50％致死量（LD_{50}）は、薬物の毒性の指標として用いられる。

問題 14　**投与量と効果または毒性の関係**

医薬品の投与量と効果または毒性の関係は、薬物用量を増加させるに伴い、効果の発現が検出されない無作用量から、最小有効量を経て治療量に至る。

解答 8
○

設問のとおりである。また、少量の医薬品の投与でも発がん作用、胎児毒性や組織・臓器の機能不全を生じる場合もある。

解答 9
×

医薬品に対しては製造販売後の調査及び試験の実施の基準としてGood Post−marketing Study Practice（GPSP）が制定されている。

解答 10
×

医薬品の製造販売後安全管理の基準としては、Good Vigilance Practice（GVP）が制定されている。

解答 11
×

新規に開発される医薬品のリスク評価は、医薬品の安全性に関する非臨床試験の基準であるGood Laboratory Practice（GLP）に準拠して行われる。

解答 12
×

ヒトを対象とした臨床試験の実施の基準には、国際的にGood Clinical Practice（GCP）が制定されており、これに準拠した手順で安全な治療量を設定することが新規医薬品の開発に関連する臨床試験（治験）の目標の一つである。

解答 13
○

設問のとおりである。LD_{50}は薬物の毒性の指標で、動物実験により求められる50%致死量のことである。

解答 14
○

設問のとおりである。薬物用量の増加に伴い、「無作用量」→「最小有効量」→「治療量」の順に移行する。

問題15 **投与量と毒性の関係**

医薬品の投与量と毒性の関係は、治療量上限を超えると、効果よりも有害反応が強く発現する「最小致死量」となり、「中毒量」を経て、「致死量」に至る。

問題16 **医薬品の効果とリスク**

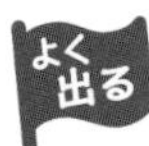

医薬品の効果とリスクは、用量と作用強度の関係（用量−反応関係）に基づいて評価される。

問題17 **特定保健用食品**

「特定保健用食品」は、身体の生理機能などに影響を与える保健機能成分を含むもので、個別に（一部は規格基準に従って）特定の保健機能を示す有効性や安全性などに関する国の審査を受け、許可されたものである。

問題18 **栄養機能食品**

「栄養機能食品」は、国が定めた規格基準に適合したものであれば、その栄養成分の健康機能を表示できる。

問題19 **健康補助食品**

いわゆる健康食品は、その多くが摂取しやすいように錠剤やカプセル等の医薬品に類似した形状で販売されており、誤った使用方法や個々の体質により健康被害を生じた例も報告されている。

問題20 **機能性表示食品**

「機能性表示食品」は、疾病に罹患している者の健康維持及び増進に役立つ機能を表示するものである。

問題21 **医薬品と健康食品**

健康食品は、食品であるため、摂取しても安全で害が無いかのようなイメージを強調したものも見られるが、法的にも、また安全性や効果を担保する科学的データの面でも医薬品とは異なることを十分理解しておく必要がある。

解答15
×

治療量上限を超えると、効果よりも有害反応が強く発現する「中毒量」となり、「最小致死量」を経て、「致死量」に至る。

解答16
○

設問のとおりである。用量と作用強度の関係（用量－反応関係）に基づいて、医薬品の効果とリスクは評価される。

解答17
○

設問のとおりである。いわゆる「健康食品」は、あくまで食品であり、医薬品とは法律上区別されるが、健康食品の中でも特定保健用食品などの「保健機能食品」は、一定の基準のもと健康増進の効果等を表示することが許可されている。

解答18
○

設問のとおりである。いわゆる「健康食品」は、あくまで食品であり、医薬品とは法律上区別されるが、健康食品の中でも栄養機能食品などの「保健機能食品」は、一定の基準のもと健康増進の効果等を表示することが許可されている。

解答19
○

設問のとおりである。医薬品販売に携わる者としては、こうした事実も把握しておくことが重要といえる。

解答20
×

「機能性表示食品」は、事業者の責任で科学的根拠をもとに疾病に罹患していない者の健康維持及び増進に役立つ機能を商品のパッケージに表示するものとして国に届出された商品である。

解答21
○

設問のとおりである。薬剤師や登録販売者は、しっかりと認識しておくべき重要な事項といえる。

問題 22 **セルフメディケーション**

世界保健機関（WHO）によれば、セルフメディケーションとは、「自分自身の健康に責任を持ち、軽度な身体の不調は自分で予防する」こととされている。

問題 23 **副作用の定義**

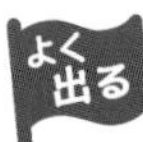

世界保健機関（WHO）の定義によれば、医薬品の副作用とは、「疾病の予防、診断、治療のため、または身体の機能を正常化するために、人に通常より多く用いられる量で発現する医薬品の有害かつ予測できる反応」とされている。

問題 24 **医薬品の副作用**

複数の疾病を有する人の場合、ある疾病のために使用された医薬品の作用が、別の疾病の症状を悪化させたり、治療を妨げたりすることはない。

問題 25 **副作用に対する判断**

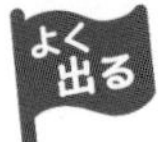

一般用医薬品の使用においては、通常は、その使用を中断することによる不利益よりも、重大な副作用を回避することが優先される。

問題 26 **副作用の現れ方**

副作用は、容易に異変を自覚できるものばかりであり、明確な自覚症状として現れる。

問題 27 **アレルギー**

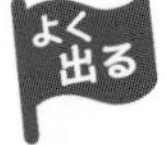

医薬品の有効成分だけでなく、基本的に薬理作用がない添加物も、アレルギーを引き起こす原因物質（アレルゲン）となり得る。

問題 28 **アレルギー**

アレルギーには体質的・遺伝的な要素はないと考えられている。

解答22 ×

世界保健機関（WHO：World Health Organization）によれば、セルフメディケーションとは、「自分自身の健康に責任を持ち、軽度な身体の不調は自分で手当てする」こととされている。

解答23 ×

世界保健機関（WHO）の定義によれば、医薬品の副作用とは、「疾病の予防、診断、治療のため、または身体の機能を正常化するために、人に通常用いられる量で発現する医薬品の有害かつ意図しない反応」とされている。

解答24 ×

複数の疾病を有する人の場合、ある疾病のために使用された医薬品の作用が、その疾病に対して薬効をもたらす一方、別の疾病に対しては症状を悪化させたり、治療が妨げられたりすることもある。

解答25 ○

設問のとおりである。一般の生活者が自らの判断で使用する一般用医薬品は、重大な副作用を回避することが優先され、その兆候が現れたときには基本的に使用を中止することとされており、必要に応じて医師、薬剤師などに相談がなされるべきである。

解答26 ×

副作用については、容易に異変を自覚できるものばかりでなく、血液や内臓機能への影響などのように、明確な自覚症状として現れないこともある。

解答27 ○

設問のとおりである。アレルギーは、一般的にあらゆる物質によって起こり得るものであるため、医薬品の薬理作用等とは関係なく起こり得る。

解答28 ×

体質的・遺伝的な要素もあり、アレルギーを起こしやすい体質の人や、近い親族にアレルギー体質の人がいる場合には、注意が必要である。

問題29 **アレルギー**

普段は医薬品にアレルギーを起こしたことがない人でも、病気等に対する抵抗力が低下している状態などの場合には、医薬品がアレルゲンになることがあり、思わぬアレルギーを生じることがある。

問題30 **アレルギー**

医薬品のアレルギーは、内服薬によって引き起こされるものであり、外用薬によって引き起こされることはない。

問題31 **アレルギー**

医薬品の中には、鶏卵や牛乳等を原材料として作られているものがあるため、それらに対するアレルギーがある人では使用を避けなければならない場合がある。

問題32 **不適切な使用の防止**

医薬品の販売等に従事する専門家においては、必要以上の大量購入や頻回購入などを試みる不審な者には慎重に対処する必要があり、積極的に事情を尋ねることが望ましい。

問題33 **誤認による不適切な使用**

小児への使用を避けるべき医薬品であっても、大人用のものを半分にして小児に服用させれば、副作用につながる危険性は低い。

問題34 **医薬品の乱用**

医薬品の乱用の繰り返しによって、慢性的な臓器障害等を生じるおそれがある。

問題35 **習慣性・依存性**

一般用医薬品には、習慣性・依存性がある成分が含まれているものはない。

解答29 ○
設問のとおりである。アレルギー症状の発症は身体状況にも左右される。

解答30 ×
アレルギーは内服薬だけでなく外用薬等でも引き起こされることがある。

解答31 ○
設問のとおりである。アレルギーがある人へは使用を控えるよう伝える必要がある。

解答32 ○
設問のとおりである。状況によっては販売を差し控えるなどの対応が図られることが望ましい。

解答33 ×
「子供だから大人用のものを半分にして飲ませればよい」と服用させるなど、安易に医薬品を使用すると、特に副作用につながる危険性が高い。

解答34 ○
設問のとおりである。乱用の繰り返しによって慢性的な臓器障害等を生じるおそれがあるほか、医薬品を本来の目的以外の意図で、定められた用量を意図的に超えて服用したり、みだりに他の医薬品や酒類等と一緒に摂取するといった乱用がなされると、過量摂取による急性中毒等を生じる危険性も高くなる。

解答35 ×
一般用医薬品にも習慣性・依存性がある成分を含んでいるものがあり、そうした医薬品がしばしば乱用されることが知られている。

問題36 **相互作用の回避**

相互作用を回避するには、通常、ある医薬品を使用している期間やその前後を通じて、その医薬品との相互作用を生じるおそれのある医薬品や食品の摂取を控えなければならない。

問題37 **食品による影響**

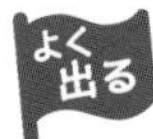

外用薬や注射薬は、食品によって医薬品の作用や代謝に影響を受けることはない。

問題38 **医薬品の代謝**

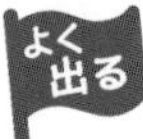

酒類（アルコール）をよく摂取する者では肝臓の代謝機能が高まっていることが多く、肝臓で代謝されるアセトアミノフェンなどでは通常よりも代謝されやすくなり、体内から医薬品が速く消失して十分な薬効が得られなくなることがある。

問題39 **食品との飲み合わせ**

カフェインのように、食品中に医薬品の成分と同じ物質が存在するため、それを含む医薬品（例：総合感冒薬）と食品（例：コーヒー）を一緒に摂取すると過剰摂取となるものがある。

問題40 **相互作用**

相互作用は、医薬品が吸収、代謝、分布又は排泄される過程で起こるものであり、医薬品が薬理作用をもたらす部位では起こらない。

問題41 **相互作用**

かぜ薬、解熱鎮痛薬、鎮静薬、鎮咳去痰薬、アレルギー用薬では、成分や作用が重複することがないため、通常、これらの薬効群に属する医薬品は併用することができる。

問題42 **食品との飲み合わせ**

生薬成分等については、食品（ハーブ等）として流通可能なものもあり、そうした食品を合わせて摂取すると、生薬成分が配合された医薬品の効き目や副作用を増強させることがある。

解答 36
○
設問のとおりである。使用している期間だけでなく、その前後の期間も控えることが重要となる。

解答 37
×
外用薬や注射薬であっても、食品によって医薬品の作用や代謝に影響を受ける可能性がある。

解答 38
○
設問のとおりである。このほか、代謝によって産生する物質（代謝産物）に薬効があるものの場合には、作用が強く出過ぎたり、逆に、代謝産物が人体に悪影響を及ぼす医薬品の場合は副作用が現れやすくなる。

解答 39
○
設問のとおりである。こうした過剰摂取になる可能性がある成分には、ほかにビタミンAなどがある。

解答 40
×
相互作用には、医薬品が吸収、代謝（体内で化学的に変化すること）、分布または排泄される過程で起こるものと、医薬品が薬理作用をもたらす部位において起こるものがある。

解答 41
×
かぜ薬、解熱鎮痛薬、鎮静薬、鎮咳去痰薬、アレルギー用薬などでは、成分や作用は重複することが多く、通常、これらの薬効群に属する医薬品の併用は避けることとされている。

解答 42
○
設問のとおりである。生薬成分等については、医薬品的な効能効果が標榜または暗示されていなければ、食品（ハーブ等）として流通可能なものもある。

問題43 **小児の年齢区分**

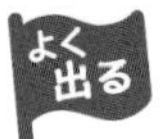

厚生労働省が定める、おおよその目安として、新生児は生後４週未満、乳児は生後４週以上１歳未満、幼児は１歳以上７歳未満、小児は７歳以上12歳未満の年齢区分が用いられている。

問題44 **乳児への配慮**

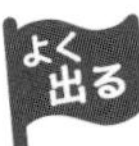

乳児向けの用法用量が設定されている一般用医薬品であっても、乳児は医薬品の影響を受けやすく、また、状態が急変しやすく、一般用医薬品の使用の適否が見極めにくいため、基本的には医師の診療を受けることが優先される。

問題45 **小児と医薬品**

小児は、血液脳関門が未発達であるため、吸収されて循環血液中に移行した医薬品の成分が脳に達しにくく、中枢神経系に影響を与える医薬品で副作用を起こしにくい。

問題46 **小児と医薬品**

小児は、大人と比べて身体の大きさに対して腸が短く、服用した医薬品の吸収率が相対的に低い。

問題47 **小児と医薬品**

５歳未満の幼児に使用される錠剤やカプセル剤等の医薬品では、服用時に喉につかえやすいので注意するよう添付文書に記載されている。

問題48 **小児と医薬品**

小児は、肝臓や腎臓の機能が未発達であるため、医薬品成分の代謝・排泄に時間がかかり、作用が強く出過ぎたり、副作用がより強く出ることがある。

問題49 **高齢者の目安**

厚生労働省が定める、おおよその目安として65歳以上を「高齢者」としている。

解答43
×

おおよその目安としての年齢区分は、新生児：生後４週未満、乳児：生後４週以上１歳未満、幼児：１歳以上７歳未満、小児：７歳以上15歳未満、となる。

解答44
○

設問のとおりである。基本的には医師の診療を受けることが優先され、一般用医薬品による対処は最小限（夜間等、医師の診療を受けることが困難な場合）にとどめるのが望ましい。

解答45
×

血液脳関門が未発達であるため、吸収されて循環血液中に移行した医薬品の成分が脳に達しやすく、中枢神経系に影響を与える医薬品で副作用を起こしやすい。

解答46
×

小児は大人と比べて身体の大きさに対して腸が長く、服用した医薬品の吸収率が相対的に高い。

解答47
○

設問のとおりである。錠剤、カプセル剤等は、小児、特に乳児にそのまま飲み下させることが難しいことが多いため、こうした配慮がなされている。

解答48
○

設問のとおりである。小児は医薬品を受けつける生理機能が未発達であるため、その使用に際しては特に配慮が必要となる。

解答49
○

設問のとおりである。試験では、65歳という年齢の数字を「60」「70」「75」などに置き換えた、誤った設問として出題されるケースも見られる。

問題 50 **高齢者への配慮**

高齢者では、医薬品の取り違えや飲み忘れを起こしやすいなどの傾向があり、家族等の理解や協力も含めた配慮が重要となることがある。

問題 51 **高齢者のリスク**

一般に高齢者は、生理機能が衰えつつあり、特に、肝臓や腎臓の機能が低下していると医薬品の作用が現れにくく、若年者と比べて副作用を生じるリスクが低くなる。

問題 52 **高齢者のリスク**

高齢者の基礎体力や生理機能の衰えの度合いは、個人差が大きく、年齢のみから一概にどの程度副作用を生じるリスクが増大しているかを判断することは難しい。

問題 53 **高齢者のリスク**

高齢者は医薬品の副作用として口渇を生じた場合、誤嚥（食べ物等が誤って気管に入り込むこと）を誘発しやすくなるので注意が必要である。

問題 54 **高齢者のリスク**

高齢者は持病（基礎疾患）を抱えていることが多く、一般用医薬品の使用によって基礎疾患の症状が悪化したり、治療の妨げとなる場合がある。

問題 55 **授乳婦**

医薬品の種類によっては、授乳婦が使用した医薬品の成分の一部が乳汁中に移行することが知られており、母乳を介して乳児が医薬品の成分を摂取することになる場合がある。

問題 56 **先天異常**

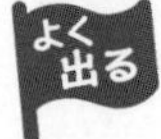

ビタミンA含有製剤は、妊娠前後の一定期間に通常の用量を超えて摂取すると、胎児に先天異常を起こす危険性が高まるとされている。

解答 50
○

設問のとおりである。家族や周囲の人（介護関係者等）の理解や協力も含め、医薬品の安全使用の観点からの配慮が重要となることがある。

解答 51
×

一般に高齢者は生理機能が衰えつつあり、特に、肝臓や腎臓の機能が低下していると医薬品の作用が強く現れやすく、若年時と比べて副作用を生じるリスクは高くなる。

解答 52
○

設問のとおりである。一般用医薬品の販売等に際しては、実際にその医薬品を使用する高齢者の個々の状況に即して、適切に情報提供や相談対応がなされることが重要である。

解答 53
○

設問のとおりである。そもそも高齢者は喉の筋肉が衰えて、飲食物を飲み込む力が弱まっている場合があり、内服薬を使用する際に喉に詰まらせやすい。

解答 54
○

設問のとおりである。ほかにも、複数の医薬品が長期間にわたって使用される場合には、副作用を生じるリスクも高い。

解答 55
○

設問のとおりである。吸収された医薬品の一部が乳汁中に移行することが知られていても、通常の使用の範囲では具体的な悪影響は判明していないものもあり、購入者等から相談があったときには、乳汁に移行する成分やその作用等について適切な説明がなされる必要がある。

解答 56
○

設問のとおりである。試験では「ビタミンA」を「ビタミンB_2」「ビタミンC」など他の成分に置き換えた、誤った設問として出題されるケースも見られる。

問題57 **便秘薬による流産や早産**

便秘薬の中には、配合成分やその用量によっては流産や早産を誘発するおそれがあるものがある。

問題58 **妊婦に対する安全性**

一般用医薬品においては、妊婦が使用した場合における安全性に関する評価は容易であるため、妊婦の使用については「相談すること」としているものが多い。

問題59 **医薬品成分の胎児への移行**

母体が医薬品を使用した場合に、医薬品の成分の胎児への移行が血液－胎盤関門によって、どの程度防御されるかは、すべて解明されている。

問題60 **胎盤の仕組み**

胎盤には、胎児の血液と母体の血液が混ざり合う仕組みがある。

問題61 **プラセボ効果**

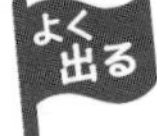

医薬品を使用したとき、結果的または偶発的に薬理作用によらない作用を生じることをプラセボ効果（偽薬効果）という。

問題62 **プラセボ効果**

一般用医薬品の使用によってもたらされる望ましい反応や変化がプラセボ効果と思われるときは、それを期待して使用を継続するべきである。

問題63 **プラセボ効果**

プラセボ効果は、主観的な変化だけで、客観的に測定可能な変化として現れることはない。

解答57
○

設問のとおりである。このような医薬品については、十分注意して適正に使用するか、または使用そのものを避ける必要がある。

解答58
×

一般用医薬品においては、多くの場合、妊婦が使用した場合における安全性に関する評価は困難であるため、妊婦の使用については「相談すること」としているものが多い。

解答59
×

母体が医薬品を使用した場合に、血液ー胎盤関門によって、どの程度医薬品の成分の胎児への移行が防御されるかは、未解明のことも多い。

解答60
×

胎児は、誕生するまでのあいだは、母体とのあいだに存在する胎盤を通じて栄養分を受け取っており、胎盤には、胎児の血液と母体の血液とが混ざらない仕組み（血液ー胎盤関門）がある。

解答61
○

設問のとおりである。薬理作用によらない効果であるという点がポイントとなる。

解答62
×

プラセボ効果の発現は、不確実なものであることから、それを目的として医薬品が使用されるべきではない。

解答63
×

プラセボ効果は、主観的な変化だけでなく、客観的に測定可能な変化として現れることもある。

問題64 **プラセボ効果**

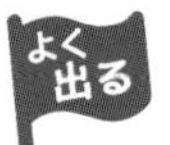

プラセボ効果は、医薬品を使用したこと自体による楽観的な結果への期待（暗示効果）や、条件付けによる生体反応、時間経過による自然発生的な変化（自然緩解など）等が関与して生じると考えられている。

問題65 **プラセボ効果**

プラセボ効果によってもたらされる反応や変化には、望ましいもの（効果）と不都合なもの（副作用）とがある。

問題66 **使用期限**

医薬品に表示されている「使用期限」は、開封・未開封を問わず、製品の品質が保持される期限である。

問題67 **医薬品の品質**

一般用医薬品は、購入後、すぐに使用されるとは限らず、家庭における常備薬として購入されることも多いことから、外箱等に記載されている使用期限から十分な余裕をもって販売等がなされることが重要である。

問題68 **医薬品の品質**

一般用医薬品の販売等に従事する専門家は、医薬品が保管・陳列される場所について、清潔性が保たれるとともに、医薬品が高温、多湿、直射日光等の下に置かれることのないように留意する必要がある。

問題69 **医薬品の品質**

品質が承認された基準に適合しない医薬品、その全部又は一部が変質・変敗した物質から成っている医薬品は販売が禁止されている。

解答64
○

設問のとおりである。プラセボ効果の発現は、①医薬品を使用したこと自体による楽観的な結果への期待、②条件付けによる生体反応、③時間経過による自然発生的な変化などの関与が考えられる。

解答65
○

設問のとおりである。望ましいもの(効果)、不都合なもの(副作用)、いずれも起こる可能性がある。

解答66
×

表示されている「使用期限」は、未開封状態で保管された場合に品質が保持される期限であり、液剤などでは、いったん開封されると記載されている期日まで品質が保証されない場合がある。

解答67
○

設問のとおりである。実際の医薬品販売等の現場においても、外箱などに記載されている使用期限から十分な余裕をもって販売等がなされることが重要であるといえる。

解答68
○

設問のとおりである。高温、多湿、直射日光等の下に置かれることのないように留意することは、医薬品の品質を保つために重要なことといえる。

解答69
○

設問のとおりである。こうしたことから、適切な保管・陳列がなされなければならない。

問題70 **医薬品の品質**

医薬品は、適切な保管・陳列がなされなければ、医薬品の効き目が低下したり、人体に好ましくない作用をもたらす物質を生じることがある。

問題71 **医薬品の品質**

医薬品に配合されている成分（有効成分及び添加物成分）には、高温や多湿によって品質の劣化（変質・変敗）を起こすものはあるが、光（紫外線）によって品質の劣化を起こすものはない。

問題72 **医薬品の品質**

医薬品は、適切な保管・陳列がなされたとしても、経時変化による品質の劣化は避けられない。

問題73 **一般用医薬品の定義**

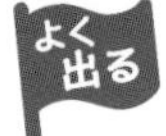

一般用医薬品は、医薬品医療機器等法で「医薬品のうち、その効能及び効果において人体に対する作用が緩和なものであって、薬剤師その他の医薬関係者から提供された情報に基づく販売者の選択により使用されることが目的とされているもの（医療用医薬品を除く。）をいう。」と定義されている。

問題74 **受診勧奨**

一般用医薬品を一定期間もしくは一定回数使用しても症状の改善がみられない又は悪化したときには、医療機関を受診して医師の診療を受ける必要がある。

問題75 **適切な医薬品選択**

高熱や激しい腹痛がある場合など、症状が重いときであっても、まずは一般用医薬品を使用するよう勧めることが適切な対処である。

問題76 **適切な医薬品選択**

一般用医薬品で対処可能な範囲は、医薬品を使用する人によって変わってくるものである。

解答70
○

設問のとおりである。医薬品は高い水準で均一な品質が保証されていなければならない。

解答71
×

医薬品に配合されている成分（有効成分及び添加物成分）には、高温や多湿、光（紫外線）等によって品質の劣化（変質・変敗）を起こしやすいものが多い。

解答72
○

設問のとおりである。こうした点も考慮したうえで、品質の管理にあたることが必要である。

解答73
×

正しくは、「医薬品のうち、その効能及び効果において人体に対する作用が著しくないものであって、薬剤師その他の医薬関係者から提供された情報に基づく需要者の選択により使用されることが目的とされているもの（要指導医薬品を除く。）」である。

解答74
○

設問のとおりである。登録販売者など医薬品販売に携わる者は、こうした受診勧奨を行う必要がある。

解答75
×

高熱や激しい腹痛など症状が重いときに一般用医薬品を使用することは、その役割にかんがみて、適切な対処とはいえない。

解答76
○

設問のとおりである。例えば、乳幼児や妊婦等では、通常の成人の場合に比べ、その範囲は限られてくることにも留意する必要がある。

問題77 **適切な医薬品選択**

セルフメディケーションの主役は一般の生活者であり、一般用医薬品の販売等に従事する専門家においては、購入者等に対して常に科学的な根拠に基づいた正確な情報提供を行い、セルフメディケーションを適切に支援していくことが期待されている。

問題78 **適切な医薬品選択**

一般用医薬品の販売等に従事する専門家による情報提供は、必ずしも医薬品の販売に結びつけるものではない。

問題79 **一般用医薬品の役割**

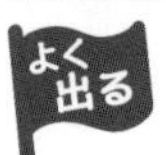

一般用医薬品の役割としては、「生活の質（ＱＯＬ）の改善・向上」「健康状態の自己検査」「健康の維持・増進」「重度な疾病に伴う症状の改善」などがある。

問題80 **販売時のコミュニケーション**

購入者が自分自身や家族の健康に対する責任感を持ち、適切な医薬品を選択して、適正に使用するよう、働きかけていくことが重要である。

問題81 **販売時のコミュニケーション**

一般用医薬品の場合、必ずしも情報提供を受けた当人が使用するとは限らないことを踏まえ、販売時のコミュニケーションを考える必要がある。

問題82 **販売時のコミュニケーション**

購入者側に情報提供を受けようとする意識が乏しい場合は、情報提供を行うためのコミュニケーションを図る必要はない。

解答77 ○

設問のとおりである。登録販売者には適切なセルフメディケーションの支援が期待されている。

解答78 ○

設問のとおりである。情報提供は必ずしも医薬品の販売に結びつけるのでなく、医療機関の受診を勧めたり（受診勧奨）、医薬品の使用によらない対処を勧めることが適切な場合があることにも留意する必要がある。

解答79 ×

「生活の質（ＱＯＬ）の改善・向上」「健康状態の自己検査」「健康の維持・増進」は正しいが、「重度な疾病に伴う症状の改善」は、正しくは「軽度な疾病に伴う症状の改善」である。

解答80 ○

設問のとおりである。医薬品の販売に従事する専門家においては、このように働きかけていくことが重要である。

解答81 ○

設問のとおりである。このため、医薬品の販売に従事する専門家が、可能な限り、購入者側の個々の状況の把握に努めることが重要となる。

解答82 ×

購入者が情報提供を受けようとする意識に乏しい場合でも、可能な情報提供を行っていくためのコミュニケーション技術を身につけるべきである。

問題83 **販売時のコミュニケーション**

購入者等が医薬品を使用する状況は随時変化する可能性があるため、販売数量は一時期に使用する必要量とする等、販売時のコミュニケーションの機会が継続的に確保されるよう配慮することも重要である。

問題84 **確認しておきたいポイント**

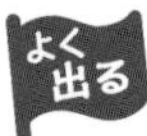

一般用医薬品の販売に従事する専門家が購入者等から確認しておきたい基本的なポイントには、次のような事項が挙げられる。

①何のためにその医薬品を購入しようとしているか（購入者等のニーズ、購入の動機）。

②その医薬品を使用する人として、小児や高齢者、妊婦等が想定されるか。

③その医薬品を使用する人が医療機関で治療を受けていないか。

④その医薬品を使用する人が過去にアレルギーや医薬品による副作用等の経験があるか。

問題85 **専門家からの情報提供**

専門家からの情報提供は、単に専門用語を分かりやすい平易な表現で説明するだけでなく、説明した内容が購入者等にどう理解され行動に反映されているかなどの実情を把握しながら行うことにより、その実効性が高まる。

問題86 **サリドマイドによる薬害事件**

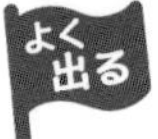

サリドマイドによる薬害事件は、日本のみならず世界的にも問題となったため、WHO加盟国を中心に市販後の副作用情報の収集の重要性が改めて認識され、各国における副作用情報の収集体制の整備が図られることとなった。

問題87 **サリドマイドの催奇形性**

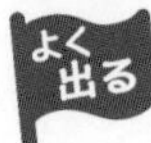

サリドマイドの血管新生を妨げる作用は、その光学異性体のうち、一方の異性体（S体）のみが有する作用であり、もう一方の異性体（R体）を分離して製剤化すれば、催奇形性を避けることができる。

解答83
○

設問のとおりである。登録販売者として医薬品販売に従事する際には、こうした配慮を持つ必要がある。

解答84
○

設問のとおりである。このほかに、「その医薬品を使用するのは情報提供を受けている当人か、またはその家族等が想定されるか」「その医薬品を使用する人が相互作用や飲み合わせで問題を生じるおそれのある他の医薬品や食品を摂取していないか」なども、購入者から確認しておきたい基本的なポイントである。

解答85
○

設問のとおりである。専門用語を分かりやすい平易な表現で説明するのはもちろん、説明した内容が購入者等にどう理解され、行動に反映されているかなどの実情を把握することも重要である。

解答86
○

設問のとおりである。サリドマイド薬害事件では、特に、①日本だけでなく世界的な薬害問題であったことや、②副作用情報の収集体制の整備が図られたことなどがポイントとなる。

解答87
×

血管新生を妨げる作用を有するのは、サリドマイドの光学異性体のうち、一方の異性体（S体）のみだが、サリドマイドが摂取されると、R体とS体は体内で相互に転換するため、R体のサリドマイドを分離して製剤化しても催奇形性は避けられない。

問題88 **サリドマイドの薬害**

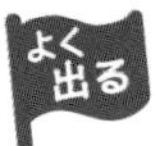

妊娠している女性が摂取した場合、サリドマイドは血液－胎盤関門を通過して胎児に移行する。

問題89 **サリドマイド製剤の販売停止及び回収措置**

サリドマイド製剤は、1961年11月、西ドイツ（当時）のレンツ博士がサリドマイド製剤の催奇形性について警告を発し、日本では、同年中に速やかに販売停止及び回収措置が行われた。

問題90 **サリドマイド訴訟**

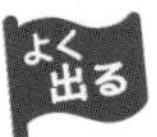

サリドマイド訴訟とは、催眠鎮静剤等として販売されたサリドマイド製剤を妊娠している女性が使用したことにより、出生児に四肢欠損、耳の障害等の先天異常（サリドマイド胎芽症）が発生したことに対する損害賠償訴訟である。

問題91 **スモンの症状**

スモンはその症状として、初期には腹部の膨満感から激しい腹痛を伴う下痢を生じ、次第に下半身の痺れや脱力、歩行困難等が現れる。

問題92 **スモン訴訟**

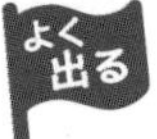

スモン訴訟とは、整腸剤として販売されていたキノホルム製剤を使用したことにより、亜急性脊髄視神経症に罹患したことに対する損害賠償訴訟をいう。

問題93 **スモン患者への支援**

スモン患者に対する施策や救済制度として、施術費及び医療費の自己負担分の公費負担、重症患者に対する介護事業等が実施されている。

問題94 **スモン訴訟と制度**

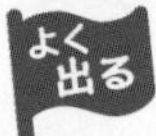

スモン訴訟等を契機として、医薬品の副作用による健康被害の迅速な救済を図るため、医薬品副作用被害救済制度が創設された。

解答 88
○

設問のとおりである。胎児はその成長の過程で、諸器官の形成のため細胞分裂が活発に行われるが、**血管新生が妨げられる**と細胞分裂が正常に行われず、器官が十分に成長しないことから、**四肢欠損、視聴覚等の感覚器や心肺機能の障害等の先天異常**が発生する。

解答 89
×

日本では、1961年12月に西ドイツ企業から勧告が届き、翌年にもその企業から警告が発せられていたが、**出荷停止は1962年５月**まで行われず、**販売停止及び回収措置は同年９月**など対応の遅さが問題視された。

解答 90
○

設問のとおりである。1963年６月に製薬企業を被告として、さらに翌年12月には**国及び製薬企業が被告として提訴**され、**1974年10月に和解が成立**した。

解答 91
○

設問のとおりである。**麻痺は上半身にも拡がる場合があり**、ときに**視覚障害から失明に至る**こともある。

解答 92
○

設問のとおりである。試験では、「**整腸剤**」の部分を「解熱鎮痛剤」などに置き換えた誤った設問として出題されるケースも見られる。

解答 93
○

設問のとおりである。このほか、治療研究施設の整備、治療法の開発調査研究の推進、世帯厚生資金貸付による生活資金の貸付にも対応している。

解答 94
○

設問のとおりである。正確には「**サリドマイド訴訟、スモン訴訟を契機として**」とされている。

問題95 **HIV訴訟**

HIV訴訟の和解を踏まえ、国は、HIV感染者に対する恒久的対策として、エイズ治療研究開発センター及び拠点病院の整備や治療薬の早期提供等の様々な取り組みを推進している。

問題96 **HIV訴訟**

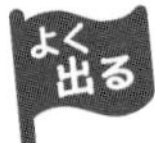

HIV訴訟とは、血友病患者が、ヒト免疫不全ウイルス（HIV）が混入した原料血漿から製造された血液凝固因子製剤の投与を受けたことにより、HIVに感染したことに対する損害賠償訴訟である。

問題97 **HIVへの対策**

HIV訴訟を契機に、血液製剤の安全確保対策として検査や献血時の問診の充実が図られた。

問題98 **HIV訴訟**

HIV訴訟は国及び製薬企業を被告として、1989年５月に大阪地裁、同年10月に東京地裁で提訴され、未だ和解に至っていない。

問題99 **クロイツフェルト・ヤコブ病（CJD）**

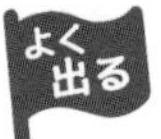

ＣＪＤ訴訟を一因として、2002年に行われた薬事法改正に伴い、生物由来製品の安全対策強化、独立行政法人医薬品医療機器総合機構による生物由来製品による感染等被害救済制度の創設等がなされた。

問題100 **クロイツフェルト・ヤコブ病（CJD）**

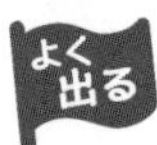

ＣＪＤの原因は、ウイルスの一種であるプリオンとされている。

問題101 **クロイツフェルト・ヤコブ病（CJD）**

CJDは、プリオン不活化のための十分な化学的処理が行われなかったヒト乾燥硬膜が、製品として流通し、脳外科手術で移植された患者に発生した。

解答95
○

設問のとおりである。また、1999年８月24日には、厚生大臣（当時）が出席し、関係患者団体等を招いて「誓いの碑」の竣工式が行われた。

解答96
○

設問のとおりである。試験では「**血友病患者**」「**原料血漿**」「**血液凝固因子製剤**」などの文言が類似した言葉に置き換えられた誤った設問として出題されるケースも見られる。

解答97
○

設問のとおりである。このほか、薬事行政組織の再編、情報公開の推進、健康危機管理体制の確立等もなされた。

解答98
×

国及び**製薬企業**を**被告**として、1989年５月に**大阪地裁**、同年10月に**東京地裁**で**提訴**され、1996年３月に**両地裁**で**和解**が**成立**した。

解答99
○

設問のとおりである。試験では、「**生物由来製品**による**感染等被害救済制度**」を「医薬品副作用被害救済制度」などに置き換えた誤った設問として出題されるケースも見られる。

解答100
×

細菌でもウイルスでもない**タンパク質の一種**である**プリオン**とされている。

解答101
○

設問のとおりである。**ヒト乾燥硬膜**は、原料が採取された段階でプリオンに汚染されている場合があるとされている。

問題102 **クロイツフェルト・ヤコブ病（CJD）**

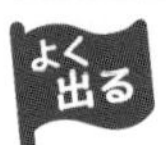

ＣＪＤは、プリオンが脳の組織に感染し、次第に認知症に類似した症状が現れ、死に至る重篤な神経難病である。

問題103 **クロイツフェルト・ヤコブ病（CJD）**

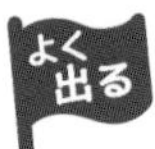

ＣＪＤ訴訟は、脳外科手術等に用いられていたヒト乾燥硬膜を介してＣＪＤに罹患したことに対する損害賠償訴訟である。

解答102
○

設問のとおりである。試験では、他の薬害事件の疾患の症状説明に差し替えられた誤った設問として出題されるケースも見られる。

解答103
○

設問のとおりである。試験では、「ヒト乾燥硬膜」を「ウシ乾燥硬膜」などに置き換えた誤った設問として出題されるケースも見られる。

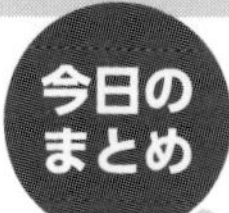

高出題率パート Pick Up!

頻出項目を絞り込み！
集中的に覚えよう！

薬害の歴史　～　医薬品の副作用等にかかわる主な訴訟

訴訟名	薬害（訴訟）の概要	特徴的な事項	薬害（訴訟）後の流れ
サリドマイド訴訟	催眠鎮静剤等として販売されたサリドマイド製剤を妊娠している女性が使用したことで、出生児に四肢欠損、耳の障害等の先天異常（サリドマイド胎芽症）が発生したことに対する損害賠償訴訟	妊娠している女性が摂取すると、血液－胎盤関門を通過して胎児に移行する。副作用の血管新生を妨げる作用は、光学異性体のS体のみが有し、もう一方のR体にはないとされている。	WHO加盟国を中心に市販後の副作用情報の収集の重要性が改めて認識され、各国における副作用情報の収集体制の整備が図られることとなった。
スモン訴訟	整腸剤として販売されていたキノホルム製剤の使用により、亜急性脊髄視神経症（英名：Subacute Myelo-Optico-Neuropathyの頭文字をとってスモンと呼ばれる）に罹患したことに対する損害賠償訴訟	初期は腹部膨満感から激しい腹痛を伴う下痢を生じ、次第に下半身の痺れや脱力、歩行困難等が現れる。麻痺は上半身にも拡がる場合があり、ときに視覚障害から失明に至ることもある。	サリドマイド訴訟、スモン訴訟を契機に、医薬品の副作用による健康被害の迅速な救済を図るため、医薬品副作用被害救済制度が創設された。
HIV訴訟	血友病患者が、ヒト免疫不全ウイルス（HIV）の混入した原料血漿から製造された血液凝固因子製剤の投与により、HIVに感染したことに対する損害賠償訴訟	国及び製薬企業を被告として、1989年5月に大阪地裁、同年10月に東京地裁で提訴され、その後、和解が成立。	血液製剤の安全確保対策として検査や献血時の問診の充実が図られた。
CJD訴訟	脳外科手術等に用いられていたヒト乾燥硬膜を介してクロイツフェルト・ヤコブ病（CJD）に罹患したことに対する損害賠償訴訟	細菌でもウイルスでもないタンパク質の一種であるプリオンが原因とされ、プリオンが脳の組織に感染し、次第に認知症に類似した症状が現れ、死に至る重篤な神経難病である。	同訴訟を一因に、2002年の薬事法改正に伴い、生物由来製品の安全対策強化、独立行政法人医薬品医療機器総合機構による生物由来製品の感染等被害救済制度の創設等がなされた。

人体の働きと医薬品

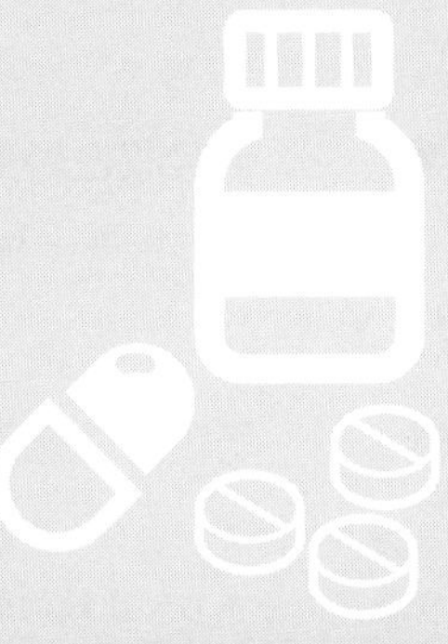

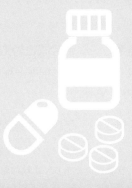

合格のためのチェックポイント

試験直前にも
もう一度チェックしよう！

2日目 人体の働きと医薬品

Check!

□ 人体の構造と働き　呼吸器系　～　肺呼吸の仕組み

肺自体に肺を動かす筋組織はない。よって肺は自力で膨らんだり縮んだりはできず、横隔膜や肋間筋による拡張・収縮で呼吸運動が行われている。

□ 人体の構造と働き　血液　～　血液に含まれる成分とその働き

①アルブミン…血液の浸透圧を保持する（血漿成分が血管から組織中に漏れ出るのを防ぐ）働きのほか、ホルモンや医薬品の成分等と複合体を形成し、それらが血液で運ばれるときに代謝や排泄を受けにくくする。

②グロブリン…その多くが免疫反応にて、体内に侵入した細菌やウイルス等の異物を特異的に認識する抗体としての役割を担う。

□ 人体の構造と働き　外皮系　～　メラニン色素

メラニン色素は、表皮の最下層にあるメラニン産生細胞（メラノサイト）で産生され、太陽光に含まれる紫外線から皮膚組織を防護する役割がある。

□ 人体の構造と働き　外皮系　～　角質層

表皮のもっとも外側の角質層は、①細胞膜が丈夫な線維性のタンパク質（ケラチン）でできた板状の角質細胞と、②セラミド（リン脂質の一種）を主成分とする細胞間脂質で構成されており、皮膚のバリア機能を担っている。

□ 人体の構造と働き　骨格系　～　骨吸収と骨形成

骨は生きた組織であり、成長が停止した後も一生を通じて破壊（骨吸収）と修復（骨形成）が行われている。

□ 人体の構造と働き　筋組織　～　筋組織の種別

骨格筋	横紋筋とも呼ばれ、収縮力が強く、自分の意識どおりに動かせる随意筋。
平滑筋	消化管壁、血管壁、膀胱等に分布し、比較的弱い力で持続的に収縮する。
心筋	心臓壁にある筋層を構成する筋組織。不随意筋だが筋線維には骨格筋のような横縞模様があり、強い収縮力と持久力を兼ね備えている。

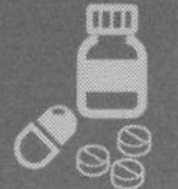

Check!

□ 薬が働く仕組み　有効成分の吸収　～　消化管吸収

一般に、消化管からの吸収は、濃度の高い方から低い方へ受動的に拡散していく現象である。

□ 薬が働く仕組み　循環血液中に入るまでのあいだに起こる代謝

経口投与後、消化管で吸収された有効成分は、全身循環に入る前に門脈という血管を経由して肝臓を通過するため、吸収された有効成分は、まず肝臓に存在する酵素の働きにより代謝を受ける。

□ 薬が働く仕組み　薬の体内での働き

循環血液中に移行した有効成分は、血流によって全身の組織・器官へ運ばれて作用するが、多くの場合、標的となる細胞に存在する受容体、酵素、トランスポーターなどのタンパク質と結合し、その機能を変化させることで薬効や副作用を現す。

□ 薬が働く仕組み　剤形ごとの違い、適切な使用方法

軟膏剤とクリーム剤

種別	共通する特徴	個別の特徴
軟膏剤	有効成分が適用部位に留まりやすい	油性の基剤で皮膚への刺激が弱く、一般的に、適用部位を水から遮断したい場合に用いることが多い。
クリーム剤		油性基剤に水分を加えたもので、患部を水で洗い流したい場合等に用いる。

□ 医薬品による主な副作用とその特徴

肝機能障害	①有効成分又はその代謝物の直接的肝毒性が原因で起きる中毒性のものと、②有効成分に対する抗原抗体反応が原因で起きるアレルギー性のものに大別される。
偽アルドステロン症	体内に塩分（ナトリウム）と水が貯留し、体からカリウムが失われることで生じる病態。
間質性肺炎	一般的に、医薬品の使用開始から1～2週間程度で起きることが多い。息切れ・息苦しさ等の呼吸困難、空咳（痰の出ない咳）、発熱等の症状を呈する。必ずしも発熱は伴わない。
うっ血性心不全	全身が必要とする量の血液を心臓から送り出すことができなくなり、肺に血液が貯留して、種々の症状を示す疾患である。

問題 1 **歯**

歯冠の表面はエナメル質で覆われ、エナメル質の下に象牙質と呼ばれる硬い骨状の組織があり、神経や血管が通る歯髄を取り囲んでいる。

問題 2 **唾液腺**

唾液には、デンプンをデキストリンや麦芽糖に分解する消化酵素（プチアリン。唾液アミラーゼともいう）が含まれる。

問題 3 **胃**

炭水化物主体の食品は、脂質分の多い食品に比べて胃内での滞留時間が長い。

問題 4 **胃**

ペプシノーゲンは胃酸によって、タンパク質を消化する酵素であるペプシンとなり、胃酸とともに胃液として働く。

問題 5 **小腸**

小腸のうち十二指腸に続く部分の、概ね上部40％が空腸、残り約60％が回腸であるが、明確な境目はない。

問題 6 **小腸**

十二指腸の上部を除く小腸の内壁には輪状のひだがあり、その粘膜表面は絨毛（柔突起ともいう）に覆われてビロード状になっている。

問題 7 **膵臓**

膵臓は、胃の後下部に位置する細長い臓器で、膵液を十二指腸へ分泌する。

問題 8 **膵臓**

膵臓は、消化腺であるとともに、血糖値を調節するホルモン（インスリン及びグルカゴン）等を血液中に分泌する内分泌腺でもある。

解答 1
○
設問のとおりである。歯冠の表面を覆っているエナメル質は、体で最も硬い部分となっている。

解答 2
○
設問のとおりである。このほか唾液は、リゾチーム等の殺菌・抗菌物質も含んでおり、口腔粘膜の保護・洗浄、殺菌等の作用もある。

解答 3
×
胃内での滞留時間は、炭水化物主体の食品の場合には比較的短く、脂質分の多い食品の場合には比較的長い。

解答 4
○
設問のとおりである。試験では、「ペプシノーゲン」と「ペプシン」が入れ替えられたり、「タンパク質」を「炭水化物」「脂肪」などに変えた誤った設問として出題されるケースも見られる。

解答 5
○
設問のとおりである。試験では、「空腸」と「回腸」の入れ替えや、%数値の変更、境目の有無などを変えた誤った設問として出題されるケースも見られる。

解答 6
○
設問のとおりである。試験では、「十二指腸」の部分を「大腸」「回腸」などに変えた誤った設問として出題されるケースも見られる。

解答 7
○
設問のとおりである。試験では、「膵液を十二指腸へ」の部分を「膵液を胃へ」「膵液を回腸へ」「膵液を空腸へ」などに置き換えた誤った設問として出題されるケースも見られる。

解答 8
○
設問のとおりである。膵臓は消化腺と内分泌腺を兼ね備えた臓器である。

問題 9 **肝臓**

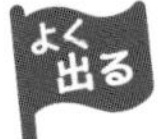

小腸で吸収されたグリコーゲンは、血液によって肝臓に運ばれてブドウ糖として蓄えられる。ブドウ糖は、グリコーゲンが重合してできた高分子多糖で、血糖値が下がったときなど、必要に応じてグリコーゲンに分解されて血液中に放出される。

問題 10 **肝臓**

肝臓は、脂溶性ビタミンであるビタミンA、D等を貯蔵することはできるがビタミンB_6やビタミンB_{12}等の水溶性ビタミンは貯蔵することができない。

問題 11 **胆嚢**

胆嚢は、肝臓で産生された胆汁を濃縮して蓄える器官で、十二指腸に内容物が入ってくると収縮して腸管内に胆汁を送り込む。

問題 12 **大腸**

大腸は、盲腸、虫垂、上行結腸、横行結腸、下行結腸、S状結腸、直腸からなる管状の臓器で、内壁粘膜には、小腸と同様に絨毛がある。

問題 13 **大腸**

大腸が正常に働くためには、腸内細菌の存在が重要であり、その腸内細菌は血液凝固や骨へのカルシウム定着に必要なビタミンK等の物質も産生している。

問題 14 **呼吸器系**

喉頭はリンパ組織が集まってできており、気道に侵入してくる細菌、ウイルス等に対する免疫反応が行われる。

問題 15 **気管、気管支**

喉頭から肺へ向かう気道が左右の肺へ分岐するまでの部分を気管といい、そこから肺の中で複数に枝分かれする部分を気管支という。

解答 9
×

ブドウ糖とグリコーゲンの関係が逆である。正しくは、「小腸で吸収されたブドウ糖は、血液によって肝臓に運ばれてグリコーゲンとして蓄えられる。グリコーゲンは、ブドウ糖が重合してできた高分子多糖で、血糖値が下がったときなど、必要に応じてブドウ糖に分解されて血液中に放出される。」となる。

解答 10
×

肝臓は、脂溶性ビタミンであるビタミンA、D等のほか、ビタミンB_6やB_{12}等の水溶性ビタミンの貯蔵臓器でもある。

解答 11
○

設問のとおりである。試験では、「胆嚢」と「肝臓」の位置を入れ替えた誤った設問として出題されるケースも見られる。

解答 12
×

大腸は、盲腸、虫垂、上行結腸、横行結腸、下行結腸、S状結腸、直腸からなる管状の臓器で、内壁粘膜に絨毛がない点で小腸と区別される。

解答 13
○

設問のとおりである。大腸内には腸内細菌が多く存在し、腸管内の食物繊維（難消化性多糖類）の発酵分解なども行っている。

解答 14
×

正しくは「扁桃はリンパ組織（白血球の一種であるリンパ球が密集する組織）が集まってできていて、気道に侵入してくる細菌、ウイルス等に対する免疫反応が行われる。」である。扁桃は咽頭の後壁にある。

解答 15
○

設問のとおりである。試験では、「気管」と「気管支」の位置を入れ替えた誤った設問として出題されるケースも見られる。

問題16 **肺**

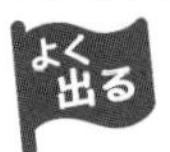

肺自体に、肺を動かす筋組織があり、自力で膨らんだり縮んだりして呼吸運動が行われている。

問題17 **肺**

肺胞と毛細血管を取り囲んで支持している組織を間質という。

問題18 **肺**

肺では、肺胞の壁を介して、心臓から送られてくる血液から酸素が肺胞気中に拡散し、代わりに二酸化炭素が血液中の赤血球に取り込まれるガス交換が行われる。

問題19 **心臓**

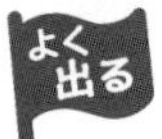

心臓の内部は上部左右の心室、下部左右の心房の４つの空洞に分かれており、心室で血液を集めて心房に送り、心房から血液を拍出する。

問題20 **心臓**

肺でのガス交換が行われた血液は、右心房に入り、右心室から全身に送り出される。

問題21 **血管系**

心臓から拍出された血液を送る血管を静脈、心臓へ戻る血液を送る血管を動脈という。

問題22 **血液**

赤血球は、中央部がくぼんだ円盤状の細胞で、血液全体の約40％を占め、赤い血色素（ヘモグロビン）を含む。

問題23 **血液**

単球は白血球の約60％を占めており、強い食作用を持ち、組織の中でマクロファージ（貪食細胞）と呼ばれている。

解答16
×
肺自体には肺を動かす筋組織がないため、自力で膨らんだり縮んだりするのではなく、横隔膜や肋間筋によって拡張・収縮して呼吸運動が行われている。

解答17
○
設問のとおりである。試験では、「肺胞」と「間質」の位置を入れ換えた誤った設問として出題されるケースも見られる。

解答18
×
正しくは、「肺胞の壁を介して、心臓から送られてくる血液から二酸化炭素が肺胞気中に拡散し、代わりに酸素が血液中の赤血球に取り込まれるガス交換が行われる。」である。

解答19
×
正しくは「心臓の内部は上部左右の心房、下部左右の心室の４つの空洞に分かれており、心房で血液を集めて心室に送り、心室から血液を拍出する。」である。

解答20
×
正しくは「心臓の右側部分（右心房、右心室）は、全身から集まってきた血液を肺へ送り出す。」である。また、試験では、併せて「肺でのガス交換が行われた血液は、心臓の左側部分（左心房、左心室）に入り、そこから全身に送り出される。」旨の内容が付記されるケースも見られる。

解答21
×
正しくは、「心臓から拍出された血液を送る血管を動脈、心臓へ戻る血液を送る血管を静脈という。」である。

解答22
○
設問のとおりである。試験では、％数値を変えた（60％、70％、80％など）、誤った設問として出題されるケースも見られる。

解答23
×
正しくは、「単球は、白血球の約５％と少ないが、強い食作用を持ち、組織の中ではマクロファージ（貪食細胞）と呼ばれている。」である。このほか、「血管壁を通り抜けて組織の中に入り込むことができる」点について出題されるケースもある。

問題 24 **血液**

好中球は白血球の約１／３を占め、感染が起きた組織に遊走して集まり､細菌やウイルス等を食作用によって取り込んで分解する。

問題 25 **血液**

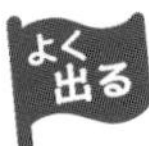

グロブリンは、その多くが、免疫反応において、体内に侵入した細菌やウイルス等の異物を特異的に認識する抗体としての役割を担う。

問題 26 **血液**

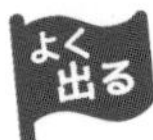

アルブミンは、血液の浸透圧を保持する働きがあるほか、ホルモンや医薬品の成分等と複合体を形成して、それらが血液によって運ばれるときに代謝や排泄を受けにくくする。

問題 27 **血液**

脂質は､血漿中のタンパク質と結合してリポタンパク質を形成し、血漿中に分散している。

問題 28 **血液**

血漿は、90％以上が水分からなり、アルブミン、グロブリン等のタンパク質のほか、微量の脂質、糖質、電解質を含む。

問題 29 **血液**

リンパ球は、白血球の中で最も数が多く、血管壁を通り抜けて組織の中に入り込むことができ、細菌やウイルス等を食作用によって取り込んで分解する。

問題 30 **リンパ系**

リンパ液の流れは主に平滑筋の収縮によるものであり、流速は血流に比べて緩やかである。

問題 31 **腎臓**

糸球体の外側を袋状のボウマン嚢が包み込んでおり、これを腎小体という。

解答24
×
正しくは、「好中球は、最も数が多く、白血球の約60%を占めており、感染が起きた組織に遊走して集まり、細菌やウイルス等を食作用によって取り込んで分解する。」である。

解答25
○
設問のとおりである。こうした抗体としての役割を担うグロブリンは、「免疫グロブリン」とも呼ばれる。

解答26
○
設問のとおりである。試験では、「血液の浸透圧を保持する」が、同じ状態を意味する「血漿成分が血管から組織中に漏れ出るのを防ぐ」と換言されて出題されることもある。

解答27
○
設問のとおりである。脂質とは、中性脂肪、コレステロール等の総称である。

解答28
○
設問のとおりである。試験では、「アルブミン」「グロブリン」「脂質」などの言葉が伏せられ、複数の類語から選ばせる穴埋め選択式の設問として出題されるケースも見られる。

解答29
×
正しくは、「リンパ球は、白血球の約１／３を占め、血液のほかリンパ液にも分布して循環している。リンパ節、脾臓等のリンパ組織で増殖し、細菌、ウイルス等の異物を認識したり（Ｔ細胞リンパ球）、それらに対する抗体（免疫グロブリン）を産生する（Ｂ細胞リンパ球）。」である。

解答30
×
正しくは、「リンパ液の流れは主に骨格筋の収縮によるものであり、流速は血流に比べて緩やかである。」である。リンパ系には心臓のようにポンプの働きをする器官がない。

解答31
○
設問のとおりである。試験では、「糸球体」「ボウマン嚢」「腎小体」の位置が入れ替えられたり、「ネフロン」など別な言葉で置き換えられたりした誤った設問として出題されるケースも見られる。

問題32 **腎臓**

副腎皮質では、自律神経系に作用するアドレナリン（エピネフリン）とノルアドレナリン（ノルエピネフリン）が産生・分泌される。

問題33 **腎臓**

腎臓には内分泌腺としての機能があり、骨髄における赤血球の産生を促進するホルモンを分泌する。

問題34 **目**

眼球を上下左右斜めの各方向に向けるため、６本の眼筋が眼球側面の強膜につながっている。目を使う作業を続けると、眼筋の疲労のほか、遠近の焦点調節を行っている毛様体の疲労や、周期的なまばたきが少なくなって涙液の供給不足等を生じ、目のかすみや充血、痛み等の症状が起こる。

問題35 **目**

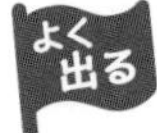

ビタミンB群が不足すると夜間視力の低下（夜盲症）を生じることがある。

問題36 **目**

透明な角膜や水晶体には血管が通っておらず、房水によって栄養分や酸素が供給されている。

問題37 **目**

目の充血は血管が拡張して赤く見える状態であるが、結膜の充血では白目の部分だけでなく眼瞼の裏側も赤くなる。

問題38 **鼻**

鼻腔の粘膜に炎症を起こして腫れた状態を鼻炎といい、鼻汁過多や鼻閉（鼻づまり）などの症状を生じる。

解答 32
×

副腎皮質では、アルドステロンなどの「副腎皮質ホルモン」が産生・分泌される。自律神経系に作用するアドレナリンとノルアドレナリンが産生・分泌されるのは、副腎髄質である。

解答 33
○

設問のとおりである。試験では、「赤血球」を「白血球」などに変えた誤った設問として出題されるケースも見られる。

解答 34
○

設問のとおりである。試験では、「6本」「強膜」「毛様体」などの言葉が、他の言葉に変えられた誤った設問として出題されるケースも見られる。

解答 35
×

正しくは、「ビタミンAが不足すると夜間視力の低下（夜盲症）を生じることがある。」である。視細胞には、わずかな光でも敏感に反応する細胞があり、この細胞が光を感じる反応にはビタミンAが不可欠なためである。

解答 36
○

設問のとおりである。角膜と水晶体のあいだは、組織液（房水）で満たされ、角膜に一定の圧（眼圧）を生じさせている。

解答 37
○

設問のとおりである。試験では、「結膜」を「強膜」などに変えた誤った設問として出題されるケースも見られる。

解答 38
○

設問のとおりである。鼻炎は鼻腔粘膜が炎症し、腫れた状態である。

問題39 **耳**

内耳は、聴覚器官である前庭と、平衡器官である蝸牛の２つの部分からなり、蝸牛の内部を満たすリンパ液の動きが平衡感覚として感知される。

問題40 **外皮系**

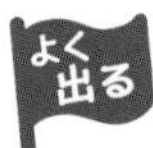

メラニン色素は、表皮の最下層にあるメラニン産生細胞（メラノサイト）で産生され、太陽光に含まれる紫外線から皮膚組織を防護する役割がある。

問題41 **外皮系**

皮膚に物理的な刺激が繰り返されると角質層が肥厚して、たこやうおのめができる。

問題42 **外皮系**

汗腺には、腋窩などの毛根部に分布するエクリン腺と、手のひらなど毛根がないところも含め全身に分布するアポクリン腺の２種類がある。

問題43 **外皮系**

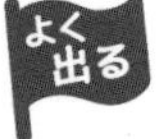

角質層は、細胞膜が丈夫な線維性のタンパク質（ケラチン）でできた板状の角質細胞と、セラミド（リン脂質の一種）を主成分とする細胞間脂質で構成されており、皮膚のバリア機能を担っている。

問題44 **骨格系**

骨の基本構造は、主部となる骨質、骨質表面を覆う骨膜、骨質内部の骨髄、骨の接合部にある関節軟骨の四組織からなる。

問題45 **骨格系**

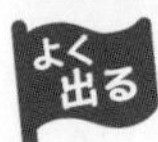

骨は生きた組織であり、成長が停止した後も一生を通じて破壊（骨吸収）と修復（骨形成）が行われている。

解答 39
×

正しくは、「内耳は、聴覚器官である蝸牛と、平衡器官である前庭の２つの部分からなり、前庭の内部を満たすリンパ液の動きが平衡感覚として感知される。」である。

解答 40
○

設問のとおりである。試験では、「表皮」を「真皮」「皮下組織」などに変えた誤った設問として出題されるケースも見られる。

解答 41
○

設問のとおりである。試験では、「角質層」が他の言葉に変えられた誤った設問として出題されるケースも見られる。

解答 42
×

正しくは、「汗腺には、腋窩（わきのした）などの毛根部に分布するアポクリン腺（体臭腺）と、手のひらなど毛根がないところも含め全身に分布するエクリン腺の２種類がある。」である。このほか、「汗腺」を「皮脂腺」などに変えた誤った設問として出題されるケースも見られる。

解答 43
○

設問のとおりである。試験では、「角質細胞」と「細胞間脂質」の位置が入れ換えられた誤った設問として出題されるケースも見られる。

解答 44
○

設問のとおりである。骨は体の器官のうち最も硬い組織の一つである。

解答 45
○

設問のとおりである。試験では、「成長が停止した後は、骨吸収のみ行われ、骨形成は行われない」「成長が停止した後は、骨の破壊（骨吸収）と修復（骨形成）が行われなくなる」などの誤った内容の設問として出題されるケースも見られる。

問題46 **骨格系**

骨には造血機能があり、骨髄で産生される造血幹細胞から赤血球、白血球、血小板が分化することにより、体内に供給する。

問題47 **筋組織**

骨格筋の疲労は、運動を続けることでグリコーゲンが減少し、酸素や栄養分の供給不足が起こるとともに、グリコーゲンの代謝に伴って生成する乳酸が蓄積して、筋組織の収縮性が低下する現象である。

問題48 **筋組織**

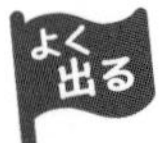

骨格筋は、横紋筋とも呼ばれ、収縮力が強く、自分の意識どおりに動かすことができる随意筋である。

問題49 **筋組織**

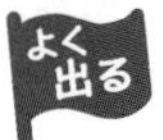

平滑筋は不随意筋であり、消化管壁、血管壁、膀胱等に分布し、比較的弱い力で持続的に収縮する特徴がある。

問題50 **筋組織**

不随意筋（平滑筋および心筋）は体性神経系に支配されるのに対して、随意筋（骨格筋）は自律神経系で支配されている。

問題51 **中枢神経系**

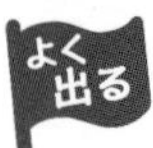

延髄には、心拍数を調節する心臓中枢、呼吸を調節する呼吸中枢がある。

問題52 **末梢神経系**

末梢神経系は、随意運動、知覚等を担う体性神経系と、消化管の運動や血液の循環等のように生命や身体機能の維持のため無意識に働いている機能を担う自律神経系に分類される。

解答 46
○
設問のとおりである。このほかに骨には、カルシウムやリン等の無機質を蓄える「貯蔵機能」などがある。

解答 47
○
設問のとおりである。運動を続けることでエネルギー源として蓄えられているグリコーゲンは減少し、乳酸の蓄積が進む。また、試験では、「グリコーゲン」「乳酸」などが他の言葉に変えられた誤った設問として出題されるケースも見られる。

解答 48
○
設問のとおりである。骨格筋は、筋線維を顕微鏡で観察すると横縞模様（横紋）が見えるので横紋筋とも呼ばれる。疲労しやすく、長時間の動作は難しい。

解答 49
○
設問のとおりである。平滑筋には、筋線維に骨格筋のような横縞模様がない。また、平滑筋以外の不随意筋に心筋がある。

解答 50
×
正しくは、「不随意筋（平滑筋および心筋）は自律神経系に支配されるのに対して、随意筋（骨格筋）は体性神経系で支配されている。」である。

解答 51
○
設問のとおりである。試験では、「延髄」を「脊髄」などに変えた誤った設問として出題されるケースも見られる。

解答 52
○
設問のとおりである。試験では、「体性神経系」と「自律神経系」の役割を入れ換えた誤った設問として出題されるケースも見られる。

問題53 **中枢神経系**

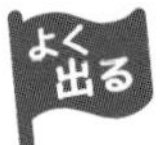

脳の血管は、末梢に比べて物質の透過に関する選択性が低く、タンパク質などの大分子や小分子でもイオン化した物質は、血液中から脳組織へ移行しやすい。

問題54 **末梢神経系**

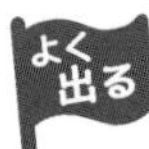

交感神経系が活発になっているとき、目の瞳孔は収縮する。

問題55 **末梢神経系**

交感神経系が活発になっているとき、心臓の心拍数は増加する。

問題56 **末梢神経系**

副交感神経系が交感神経系よりも活発になっているとき、気管及び気管支は収縮する。

問題57 **末梢神経系**

副交感神経が活発になっているとき、胃液分泌は亢進する。

問題58 **末梢神経系**

交感神経系が副交感神経系より優位に働いたとき、膀胱では排尿筋が収縮する。

問題59 **末梢神経系**

交感神経系が副交感神経系より優位に働いたとき、腸の運動は低下する。

問題60 **中枢神経系**

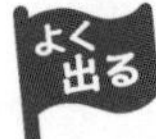

脳において、血液の循環量は心拍出量の約15%、酸素の消費量は全身の約20%、ブドウ糖の消費量は全身の約25%である。

解答53
×

正しくは、「脳の血管は、末梢に比べて物質の透過に関する選択性が高く、タンパク質などの大分子や小分子でもイオン化した物質は、血液中から脳の組織へ移行しにくい。」である。

解答54
×

交感神経系が活発（優位）であれば、目の瞳孔は散大する。瞳孔が縮小するのは、副交感神経系が活発（優位）な状態のときである。

解答55
○

設問のとおりである。逆に副交感神経系が活発（優位）である場合は、心臓の心拍数は減少する。

解答56
○

設問のとおりである。逆に交感神経系が副交感神経系よりも活発（優位）である場合は、気管及び気管支は拡張する。

解答57
○

設問のとおりである。逆に交感神経系が活発（優位）である場合、胃は血管の収縮が起こるとされている。

解答58
×

交感神経系が優位であれば、排尿筋は弛緩する。また、これにより排尿の抑制に働くこととなる。

解答59
○

設問のとおりである。逆に副交感神経系が交感神経系よりも活発（優位）である場合は、腸の運動は亢進する。

解答60
○

設問のとおりである。試験では、各項目の％数値を変えたり、また、項目の順番を入れ換えるなどした誤った設問として出題されるケースも見られる。

問題61 **末梢神経系**

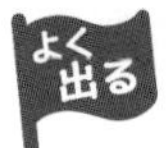

交感神経の節後線維の末端から放出される神経伝達物質はアセチルコリンであり、副交感神経の節後線維の末端から放出される神経伝達物質はノルアドレナリンである。ただし、汗腺を支配する交感神経線維の末端では、例外的にノルアドレナリンが伝達物質として放出される。

問題62 **薬の代謝、排泄**

血漿タンパク質と結合して複合体を形成している有効成分は、腎臓で濾過されないため、長く循環血液中に留まることとなる。

問題63 **消化管吸収**

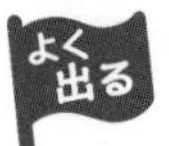

一般に、消化管からの吸収は、医薬品成分の濃度の高い方から低い方へ受動的に拡散していく現象ではない。

問題64 **薬の体内での働き**

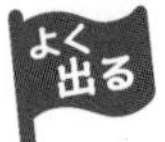

循環血液中に移行した有効成分は、血流によって全身の組織・器官へ運ばれて作用するが、多くの場合、標的となる細胞に存在する受容体、酵素、トランスポーターなどのタンパク質と結合し、その機能を変化させることで薬効や副作用を現す。

問題65 **薬の代謝、排泄**

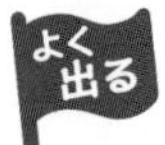

経口投与後、消化管で吸収され、血液中へ移行した有効成分は、全身循環に入った後に門脈を経て肝臓を通過する。

問題66 **薬の体内での働き**

一度に大量の医薬品を摂取して血中濃度を高くしても、ある濃度以上になるとより強い薬効は得られなくなる。

問題67 **粘膜からの吸収**

鼻腔の粘膜に医薬品を適用する場合、その成分は循環血液中に移行しないため、一般用医薬品には全身作用を目的とした点鼻薬はない。

解答 61
×

正しくは、「交感神経の節後線維の末端から放出される神経伝達物質はノルアドレナリンであり、副交感神経の節後線維の末端から放出される神経伝達物質はアセチルコリンである。ただし、汗腺を支配する交感神経線維の末端では、例外的にアセチルコリンが伝達物質として放出される。」である。

解答 62
○

設問のとおりである。このため、作用が持続する原因となる。

解答 63
×

一般に、消化管からの吸収は、濃度の高い方から低い方へ受動的に拡散していく現象である。

解答 64
○

設問のとおりである。そのため、医薬品が効果を発揮するためには、有効成分がその作用の対象である器官や組織の細胞外液中あるいは細胞内液（細胞質という）中に、一定以上の濃度で分布する必要がある。

解答 65
×

正しくは、「全身循環に入った後に～」ではなく「全身循環に入る前に～」である。

解答 66
○

設問のとおりである。また、薬効が頭打ちとなる一方で、有害な作用（副作用や毒性）は現れやすくなる。

解答 67
×

一般用医薬品に全身作用を目的とした点鼻薬はないが、鼻腔粘膜の下には毛細血管が豊富なため、点鼻薬など鼻腔粘膜に適用される医薬品の成分は循環血液中に移行しやすい。

問題68 **消化管吸収**

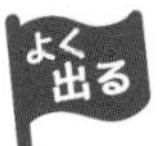

内服薬のほとんどは、その有効成分が消化管から吸収されて循環血液中に移行する。有効成分は主に大腸で吸収される。

問題69 **軟膏剤、クリーム剤**

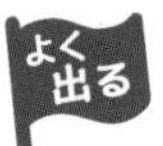

一般的には、適用する部位の状態に応じて、適用部位を水から遮断したい場合等にはクリーム剤を用い、患部を水で洗い流したい場合等には軟膏剤を用いる。

問題70 **チュアブル錠**

チュアブル錠は、口の中で舐めたり噛み砕いたりして服用する剤形であり、水なしでも服用できる。

問題71 **口腔内崩壊錠**

口腔内崩壊錠は、口の中の唾液で速やかに溶ける工夫がなされているため、水なしで服用することができる。

問題72 **全身的に現れる副作用**

ショック（アナフィラキシー）は、生体異物に対する即時型のアレルギー反応の一種である。

問題73 **全身的に現れる副作用**

皮膚粘膜眼症候群は、38℃以上の高熱を伴って、発疹・発赤、火傷様の水疱等の激しい症状が比較的短時間のうちに全身の皮膚、口、眼等の粘膜に現れる病態である。

問題74 **全身的に現れる副作用**

皮膚粘膜眼症候群と中毒性表皮壊死融解症は、いずれも発症機序の詳細が明確にされており、発症を予測することが可能である。

問題75 **全身的に現れる副作用**

皮膚粘膜眼症候群と中毒性表皮壊死融解症は、原因医薬品の使用開始後、１か月以上経ってから発症することが多い。

解答68
×
誤っているのは有効成分が吸収される場所で､「主に大腸」ではなく、「主に小腸」が正しい。

解答69
×
正しくは逆で､「適用部位を水から遮断したい場合等には軟膏剤」を、「患部を水で洗い流したい場合等にはクリーム剤」を用いる。

解答70
○
設問のとおりである。試験では「飲み込まずに口の中で舐めて、徐々に溶かして使用する」というトローチ、ドロップの説明内容を用いた、誤った設問として出題されるケースも見られる。

解答71
○
設問のとおりである。固形物を飲み込むことが困難な高齢者や乳幼児などでも、口の中で溶かした後に、唾液と一緒に容易に飲み込むことができる。

解答72
○
設問のとおりである。試験では、「即時型」を「遅延型」などに変えた、誤った設問として出題されるケースも見られる。

解答73
○
設問のとおりである。スティーブンス・ジョンソン症候群（SJS）とも呼ばれる。

解答74
×
皮膚粘膜眼症候群と中毒性表皮壊死融解症は、両疾患とも、発症機序の詳細は不明であり、発症の予測は困難である。

解答75
×
正しくは、両疾患とも「原因医薬品の使用開始後２週間以内に発症することが多いが、１か月以上経ってから起こることもある。」である。

問題76 **全身的に現れる副作用**

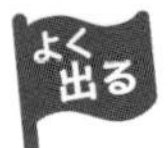

医薬品により生じる肝機能障害は、有効成分又はその代謝物の直接的肝毒性が原因で起きる中毒性のものと、有効成分に対する抗原抗体反応が原因で起きるアレルギー性のものに大別される。

問題77 **全身的に現れる副作用**

軽度の肝機能障害の場合、自覚症状がなく、健康診断等の血液検査（肝機能検査値の悪化）で初めて判明することが多い。

問題78 **全身的に現れる副作用**

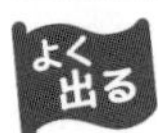

黄疸とは、コレステロールが胆汁中へ排出されずに血液中に滞留することにより生じる、皮膚や白眼が黄色くなる病態である。

問題79 **全身的に現れる副作用**

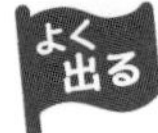

偽アルドステロン症とは、アルドステロン分泌が増加していないにもかかわらず、体内にカリウムが貯留し、体から塩分（ナトリウム）と水が失われることによって生じる病態である。

問題80 **全身的に現れる副作用**

偽アルドステロン症の主な症状としては、手足の脱力、血圧上昇、筋肉痛、喉の渇き等がある。

問題81 **精神神経系に現れる副作用**

無菌性髄膜炎は、医薬品の副作用が原因の場合、全身性エリテマトーデス、混合性結合組織病、関節リウマチ等の基礎疾患がある人で発症のリスクが高い。

問題82 **精神神経系に現れる副作用**

無菌性髄膜炎は、多くの場合、発症は急性で、首筋のつっぱりを伴った激しい頭痛、発熱、吐きけ・嘔吐、意識混濁等の症状が現れる。

解答76 ○

設問のとおりである。試験では、「中毒性のもののみである」「アレルギー性のものに限定される」など誤った内容の設問として出題されるケースも見られる。

解答77 ○

設問のとおりである。自覚症状のなさは軽度の肝機能障害の特徴的な事項である。

解答78 ×

正しくは、コレステロールではなく「ビリルビン」である。このほか、「グロブリン」「尿酸」「ヘモグロビン」などの言葉に置き換えられた誤った設問として出題されるケースも見られる。

解答79 ×

正しくは、「アルドステロン分泌が増加していないにもかかわらず、体内に塩分（ナトリウム）と水が貯留し、体からカリウムが失われることによって生じる病態」である。

解答80 ○

設問のとおりである。病態が進行すると、筋力低下、起立不能、歩行困難、痙攣等を生じる。

解答81 ○

設問のとおりである。無菌性髄膜炎とは、髄膜炎のうち、髄液に細菌・真菌が検出されないものをいう。

解答82 ○

設問のとおりである。これらの症状が現れた場合は、原因と考えられる医薬品の使用を直ちに中止し、医師の診療を受ける必要がある。

問題83 **精神神経系に現れる副作用**

精神神経症状は、医薬品の大量服用や長期連用、乳幼児への適用外の使用等の不適正な使用がなされた場合に限り発生する。

問題84 **精神神経系に現れる副作用**

心臓や血管に作用する医薬品により、頭痛やめまい、浮動感（体がふわふわと宙に浮いたような感じ）、不安定感（体がぐらぐらする感じ）等が生じることがある。

問題85 **消化器系に現れる副作用**

消化性潰瘍では、消化管出血に伴って糞便が黒くなるなどの症状が現れる。

問題86 **消化器系に現れる副作用**

消化性潰瘍は、胃や十二指腸の粘膜組織が傷害されて、粘膜組織の一部が粘膜筋板を超えて欠損する状態であり、医薬品の副作用により生じることも多い。

問題87 **消化器系に現れる副作用**

消化性潰瘍は、自覚症状が乏しい場合もあり、貧血症状（動悸や息切れ等）の検査時や突然の吐血・下血によって発見されることがある。

問題88 **消化器系に現れる副作用**

イレウス様症状が悪化すると、腸内容物の逆流による嘔吐が原因で脱水症状を呈することがある。

問題89 **消化器系に現れる副作用**

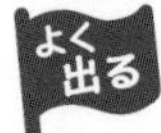

イレウス様症状は、小児や高齢者のほか、普段から下痢傾向のある人に発症のリスクが高い。

解答 83
×
精神神経症状は、医薬品の大量服用や長期連用、乳幼児への適用外の使用等の不適正な使用がなされた場合に限らず、通常の用法・用量でも発生することがある。

解答 84
○
設問のとおりである。これらの症状が現れた場合は、原因と考えられる医薬品の使用を中止し、症状によっては医師の診療を受けるなどの対応が必要である。

解答 85
○
設問のとおりである。ほかに胃もたれ、胃痛なども現れる。

解答 86
○
設問のとおりである。試験では、「胃や十二指腸」を「大腸」「胆嚢や膵臓」などに変えた誤った設問として出題されるケースも見られる。

解答 87
○
設問のとおりである。重篤な病態への進行を防止するため、原因と考えられる医薬品の使用を中止し、医師の診療を受けるなどの対応が必要である。

解答 88
○
設問のとおりである。このほか、悪化に伴う「腸内細菌の異常増殖によって全身状態の衰弱が急激に進行する可能性」についての出題も見られる。

解答 89
×
正しくは、下痢傾向ではなく、「便秘傾向」である。

問題 90 **消化器系に現れる副作用**

浣腸剤や坐剤の使用によって現れる一過性の症状に、肛門部の熱感等の刺激、異物の注入による不快感、排便直後の立ちくらみなどがある。

問題 91 **呼吸器系に現れる副作用**

医薬品の副作用として現れる喘息は、合併症を起こさない限り、原因となった医薬品の有効成分が体内から消失すれば症状は寛解する。

問題 92 **呼吸器系に現れる副作用**

副作用による喘息は、内服薬のほか、坐薬や外用薬でも誘発されることがある。

問題 93 **呼吸器系に現れる副作用**

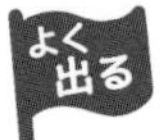

間質性肺炎は、医薬品の使用開始から1～2日間程度で起きることが多く、必ずしも発熱は伴わない。

問題 94 **呼吸器系に現れる副作用**

間質性肺炎を発症すると、息切れ・息苦しさ等の呼吸困難、空咳(痰の出ない咳)、発熱等の症状を呈する。

問題 95 **呼吸器系に現れる副作用**

間質性肺炎は、症状が一過性に現れ、自然と回復することもあるが、悪化すると肺線維症（肺が線維化を起こして硬くなる状態）に移行することがある。

問題 96 **呼吸器系に現れる副作用**

間質性肺炎は、気管支又は肺胞が細菌に感染して炎症を生じたものである。

解答 90
○

設問のとおりである。こうした症状の継続、増強が見られる場合、医薬品の使用中止や専門家への相談等が推奨される。

解答 91
○

設問のとおりである。ただし、重症例では窒息による意識消失から死に至る危険性もある。

解答 92
○

設問のとおりである。飲み薬だけでなく、塗り薬や坐薬での誘発があることも留意すべきである。

解答 93
×

正しくは、医薬品の使用開始から「１～２週間程度で起きることが多い」である。また、試験では、この部分を「１～２時間」「１～２ヶ月」などに変えたり、「必ず発熱する」と変えた誤った設問として出題されるケースも見受けられる。

解答 94
○

設問のとおりである。こうした症状は、間質性肺炎により、体内が低酸素状態になっていることから生じるとされる。

解答 95
○

設問のとおりである。重篤な病態への進行を防止するため、直ちに原因と考えられる医薬品の使用を中止して、速やかに医師の診療を受ける必要がある。

解答 96
×

本設問は通常の肺炎の説明である。「間質性肺炎」の場合は、肺の中で肺胞と毛細血管を取り囲んで支持している組織（間質）が炎症を起こしたものである。

問題97 **循環器系に現れる副作用**

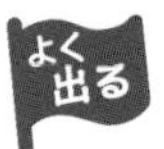

医薬品の副作用として現れるうっ血性心不全では、全身が必要とする量の血液を心臓から送り出すことができなくなり、肺に血液が貯留して、種々の症状を示す。

問題98 **循環器系に現れる副作用**

不整脈とは、心筋の自動性や興奮伝導の異常が原因で心臓の拍動リズムが乱れる病態である。

問題99 **泌尿器系に現れる副作用**

副交感神経系の機能を亢進する作用がある成分が配合された医薬品を使用すると、膀胱の排尿筋の収縮が促進され、尿が出にくい、尿が少ししか出ない､残尿感がある等の症状を生じることがある。

問題100 **感覚器官（眼）に現れる副作用**

抗コリン作用を有するブチルスコポラミン臭化物を配合した医薬品を使用した場合、眼圧が上昇し、眼痛や眼の充血に加え、急激な視力低下を来すことがある。特に白内障がある人では厳重な注意が必要である。眼圧の上昇に伴って、頭痛や吐きけ・嘔吐等の症状が現れることもあり、長時間放置すると、不可逆的な視覚障害を起こすことがある。

問題101 **皮膚に現れる副作用**

光線過敏症の症状は、医薬品が触れた皮膚の部分だけでなく、全身へ広がって重篤化する場合がある。

問題102 **皮膚に現れる副作用**

医薬品を使用した後に現れた発疹・発赤等の痒み等の症状に対して、一般の生活者が自己判断で対症療法を行うことは、原因の特定を困難にするおそれがあるため、避けるべきである。

問題103 **皮膚に現れる副作用**

薬疹は医薬品の使用後１～２週間で起きることが多いが、長期使用後に現れることもある。

解答97
○
設問のとおりである。心不全の既往がある人は、薬剤による心不全を起こしやすいとされる。

解答98
○
設問のとおりである。不整脈の主な症状に、めまい、立ちくらみ、全身のだるさ（疲労感）、動悸、息切れ、胸部の不快感、脈の欠落等がある。

解答99
×
正しくは、副交感神経系の機能を「亢進する」ではなく「抑制する」である。このほか、「副交感神経系」を「交感神経系」に変えた誤った設問として出題されるケースも見られる。

解答100
×
誤っているのは設問3行目の「白内障」で、正しくは「眼房水の出口である隅角が狭くなっている閉塞隅角緑内障」である。このほか、抗コリン作用を有する成分の名称を変えたり、眼圧の変化を「下降」に変えた誤った設問として出題されるケースも見られる。

解答101
○
設問のとおりである。貼付剤の場合は剥がした後でも発症することがある。

解答102
○
設問のとおりである。医薬品を使用した後に発疹・発赤等が現れた場合は、薬疹の可能性を考慮すべきであり、重篤な病態への進行を防止するため、原因と考えられる医薬品の使用を直ちに中止する。

解答103
○
設問のとおりである。それまで薬疹を経験したことがない人であっても、暴飲暴食や肉体疲労が誘因となって現れることがある。

問題104 **皮膚に現れる副作用**

接触皮膚炎は、医薬品の触れた部分だけでなく全身に広がって重篤化する可能性がある。

解答104
×

接触皮膚炎は「医薬品が触れた皮膚の部分にのみ生じ、正常な皮膚との境界がはっきりしている」のが特徴である。

今日のまとめ

高出題率パート Pick Up!

頻出項目を絞り込み！集中的に覚えよう！

人体の構造と働き【脳や神経系の働き】 ～ 自律神経系の働き

自律神経系は、交感神経系と副交感神経系からなる。概ね、交感神経系は体が闘争や恐怖等の緊張状態に対応した態勢をとるように働き、副交感神経系は体が食事や休憩等の安息状態となるように働く。

主な臓器・器官（効果器）と自律神経との関係は以下のとおりである。

効果器	交感神経系	副交感神経系
目	瞳孔散大	瞳孔収縮
唾液腺	少量の粘性の高い唾液を分泌	唾液分泌亢進
心臓	心拍数増加	心拍数減少
末梢血管（※１）	収縮（→血圧上昇）	拡張（→血圧降下）
気管、気管支	拡張	収縮
胃	血管の収縮	胃液分泌亢進
腸	運動低下	運動亢進
肝臓	グリコーゲンの分解（ブドウ糖の放出）	グリコーゲンの合成
皮膚	立毛筋収縮	―
汗腺	発汗亢進	―
膀胱	排尿筋の弛緩（→排尿抑制）	排尿筋の収縮（→排尿促進）

（※１）骨格筋の血管平滑筋など交感神経系への刺激で拡張するものもある。

また、交感神経と副交感神経は、それぞれの神経線維の末端から神経伝達物質と呼ばれる生体物質を放出している。

①交感神経の節後線維の末端から放出される神経伝達物質はノルアドレナリン（※２）である。

②副交感神経の節後線維の末端から放出される神経伝達物質はアセチルコリンである。

（※２）汗腺を支配する交感神経線維の末端では、例外的にアセチルコリンが伝達物質として放出される。

主な医薬品とその作用

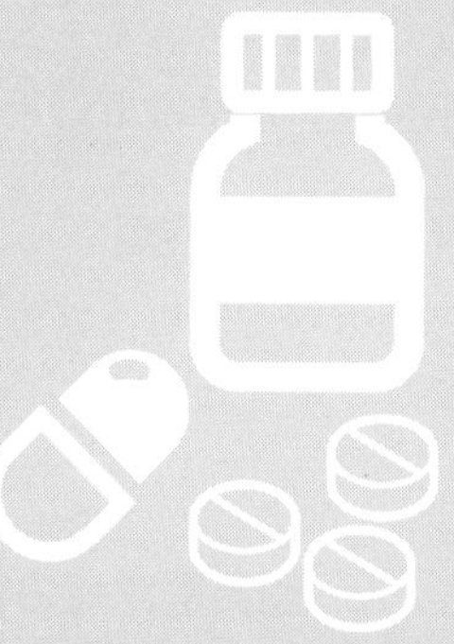

合格のためのチェックポイント

試験直前にも
もう一度チェックしよう！

主な医薬品とその作用

Check!

☐ **かぜ薬 ～ かぜ薬の働き**

かぜ薬は、ウイルスの増殖を抑えたり、ウイルスを体内から除去するものではなく、咳で眠れなかったり、発熱で体力を消耗しそうなときなどに、それら諸症状の緩和を図る対症療法薬である。

☐ **解熱鎮痛薬 ～ 配合成分**

アセトアミノフェンは、主として中枢作用によって解熱・鎮痛をもたらすため、末梢における抗炎症作用は期待できない。

☐ **眠気を防ぐ薬 ～ カフェインの摂取量上限**

眠気防止薬におけるカフェインの1回摂取量は、カフェインとして200mg、1日摂取量はカフェインとして500mgが上限とされている。

☐ **咳止め・痰を出しやすくする薬（鎮咳去痰薬） ～ 配合成分**

ノスカピン、ノスカピン塩酸塩水和物は、延髄の咳嗽中枢に作用して咳を抑える。

☐ **腸の薬 ～ 止瀉薬（配合成分）**

ロペラミド塩酸塩が配合された止瀉薬は、食べすぎ・飲みすぎによる下痢、寝冷えによる下痢の症状に用いられることを目的としており、食あたりや水あたりによる下痢については適用対象でない。

☐ **胃腸鎮痛鎮痙薬 ～ パパベリン塩酸塩**

パパベリン塩酸塩は、消化管の平滑筋に直接働いて胃腸の痙攣を鎮める作用を示すとされる。抗コリン成分と異なり、胃液分泌を抑える作用は見出されない。

☐ **高コレステロール改善薬 ～ 脂質異常症の検査値**

LDLが140mg/dL以上、HDLが40mg/dL未満、中性脂肪が150mg/dL以上のいずれかである状態を脂質異常症という。

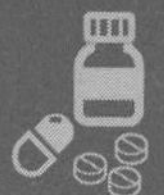

Check!

□ その他の循環器用薬　～　配合成分

ユビデカレノンは、肝臓や心臓などの臓器に多く存在し、エネルギー代謝に関与する酵素の働きを助ける成分で、摂取された栄養素からエネルギーが産生される際にビタミンB群とともに働く。

□ 内服アレルギー用薬　～　アレルギー症状が起こる仕組み

アレルゲンが皮膚や粘膜から体内に入り込むと、その物質を特異的に認識した免疫グロブリンに肥満細胞が刺激され、細胞間の刺激の伝達を担う生理活性物質のヒスタミンやプロスタグランジン等の物質が遊離する。肥満細胞から遊離したヒスタミンは血管拡張、血管透過性亢進等の作用を示す。

□ 皮膚に用いる薬　～　みずむしの要因及び剤形の選択

みずむしは白癬菌という真菌類の一種が皮膚に寄生することによって起こる疾患である。一般的に、じゅくじゅくと湿潤している患部には、軟膏が適すとされる。

□ 皮膚に用いる薬　～　頭皮・毛根に作用する配合成分

カルプロニウム塩化物は、末梢組織（適用局所）においてアセチルコリンに類似した作用（コリン作用）を示し、頭皮の血管を拡張、毛根への血行を促すことによる発毛効果を期待して用いられる。

□ 禁煙補助剤　～　医薬品と食品などの相互作用

口腔内が酸性になるとニコチンの吸収が低下するため、コーヒーや炭酸飲料など口腔内を酸性にする食品を摂取した後しばらくは使用を避けることとされている。

□ 殺虫剤　～　カーバメイト系殺虫成分

プロポクスルは、代表的なカーバメイト系殺虫成分で、殺虫作用はアセチルコリンを分解する酵素（アセチルコリンエステラーゼ）と可逆的に結合してその働きを阻害することによる。一般に有機リン系殺虫成分に比べて毒性は低い。

問題 1 **かぜ薬**

かぜの約8割は細菌の感染が原因であるが、それ以外にウイルスの感染や、まれに冷気や乾燥、アレルギーのような非感染性の要因による場合もある。

問題 2 **かぜ薬**

かぜは、単一の疾患ではなく、医学的にはかぜ症候群といい、主にウイルスが鼻や喉などに感染して起こる上気道の急性炎症の総称である。

問題 3 **かぜ薬**

急激な発熱を伴う場合や、症状が4日以上続くとき、又は症状が重篤なときは、かぜではない可能性が高い。

問題 4 **かぜ薬**

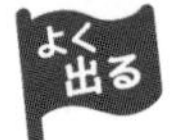

かぜ薬は、ウイルスの増殖を抑えたり、ウイルスを体内から除去することにより、咳や発熱などの諸症状の緩和を図るものである。

問題 5 **かぜ薬**

かぜであるからといって、必ずしもかぜ薬を選択するのが最適とは限らない。

問題 6 **かぜ薬**

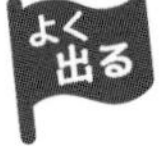

エテンザミドは15歳未満の小児で水痘（水疱瘡）またはインフルエンザにかかっているときには使用を避ける必要があるが、一般の生活者にとっては、かぜとインフルエンザとの識別は必ずしも容易でない。インフルエンザの流行期には解熱鎮痛成分がアセトアミノフェンや生薬成分のみからなる製品の選択を提案するなどの対応を図ることが重要である。

問題 7 **かぜ薬**

クレマスチンフマル酸塩は、発熱を鎮め、痛みを和らげることを目的として、かぜ薬に配合されることがある。

解答 1
×

正しくは「かぜの約８割はウイルスの感染が原因であるが、それ以外に細菌の感染や～」である。

解答 2
○

設問のとおりである。かぜの原因は主にウイルスである。

解答 3
○

設問のとおりである。通常かぜは数日～１週間程度で自然寛解し、予後は良好である。

解答 4
×

かぜ薬はウイルスの増殖を抑えたり、ウイルスを体内から除去するものではなく、咳で眠れなかったり、発熱で体力を消耗しそうなときなどに、それら諸症状の緩和を図る対症療法薬である。

解答 5
○

設問のとおりである。発熱、咳、鼻水など症状がはっきりしている場合には、症状を効果的に緩和させるため、解熱鎮痛薬、鎮咳去痰薬、鼻炎を緩和させる薬などを選択することが望ましい。

解答 6
○

設問のとおりである。試験では「エテンザミド」「アセトアミノフェン」などの語句が伏せられ、複数の成分名から選ばせる穴埋め選択式の設問として出題されるケースも見られる。

解答 7
×

正しくは「くしゃみや鼻汁を抑えることを目的」として配合されることがある。

問題 8 **かぜ薬**

ブロムヘキシン塩酸塩は、発熱を鎮め、痛みを和らげることを目的として、かぜ薬に配合されることがある。

問題 9 **かぜ薬**

トラネキサム酸は、体内での起炎物質の産生を抑制することで炎症の発生を抑え、腫れを和らげる。

問題 10 **かぜ薬**

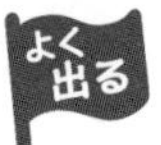

漢方処方製剤の小青竜湯は、体力中等度又はやや虚弱で、うすい水様の痰を伴う咳や鼻水が出るものの気管支炎、気管支喘息、鼻炎、アレルギー性鼻炎、むくみ、感冒、花粉症に適すとされるが、体の虚弱な人（体力の衰えている人、体の弱い人）、胃腸の弱い人、発汗傾向の著しい人では、悪心、胃部不快感等の副作用が現れやすい等、不向きとされる。まれに重篤な副作用として、肝機能障害、間質性肺炎、偽アルドステロン症を生じることが知られている。

問題 11 **かぜ薬**

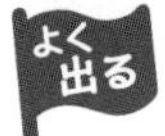

漢方処方製剤の麻黄湯は、体力中等度で、ときに脇腹（腹）からみぞおちあたりにかけて苦しく、食欲不振や口の苦味があり、舌に白苔がつくものの食欲不振、吐きけ、胃炎、胃痛、胃腸虚弱、疲労感、かぜの後期の諸症状に適すとされるが、胃腸の弱い人、発汗傾向の著しい人では、悪心、胃部不快感、発汗過多、全身脱力感等の副作用が現れやすいので、不向きである。

問題 12 **解熱鎮痛薬**

解熱鎮痛薬の有効成分によりプロスタグランジンの産生が抑制されると、胃酸分泌が増加するとともに胃壁の血流量が低下して、胃粘膜障害を起こしやすくなる。そうした胃への悪影響を軽減するため、なるべく空腹時を避けて服用することとなっている場合が多い。

解答 8
×

正しくは「痰の切れをよくすること（去痰作用）を目的として」である。

解答 9
○

設問のとおりである。炎症による腫れを和らげることを目的としてかぜ薬に配合されることがある。

解答 10
○

設問のとおりである。小青竜湯の、他の生薬製剤との見極めポイントには、「体力中等度またはやや虚弱」「うすい水様の痰を伴う咳や鼻水」「鼻炎、アレルギー性鼻炎」「花粉症」「体の虚弱な人、胃腸の弱い人、発汗傾向の著しい人では不向き」「まれに重篤な副作用として肝機能障害、間質性肺炎、偽アルドステロン症を生じる」などがある。

解答 11
×

「体力中等度で～に適すとされるが、」の部分が誤っており、正しくは「体力充実して、かぜのひきはじめで、寒気がして発熱、頭痛があり、咳が出て身体のふしぶしが痛く汗が出ていないものの感冒、鼻かぜ、気管支炎、鼻づまりに適すとされるが、」である。

解答 12
○

設問のとおりである。試験では、「多くの解熱鎮痛薬には、体内におけるプロスタグランジンの産生を抑える成分が配合されている」など関連した内容で出題されるケースも見られる。

問題13 **解熱鎮痛薬**

アセトアミノフェンは、主として中枢作用によって解熱・鎮痛をもたらすほか、末梢における抗炎症作用が期待できる。

問題14 **解熱鎮痛薬**

アスピリンは、他の解熱鎮痛成分と比較して胃腸障害を起こしにくい。

問題15 **解熱鎮痛薬**

アスピリン喘息は、アスピリン特有の副作用であり、他の解熱鎮痛成分では生じない。

問題16 **解熱鎮痛薬**

イソプロピルアンチピリンは、現在、一般用医薬品で唯一のピリン系解熱鎮痛成分である。

問題17 **解熱鎮痛薬**

イブプロフェンは、プロスタグランジンの産生を抑制することで消化管粘膜の防御機能を低下させるため、潰瘍性大腸炎やクローン氏病の既往歴がある人では、それらの疾患の再発を招くおそれがある。

問題18 **解熱鎮痛薬**

イブプロフェンは一般用医薬品において、15歳未満の小児に対しては、いかなる場合も使用してはならない。

問題19 **解熱鎮痛薬**

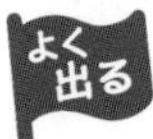

芍薬甘草湯は、体力に関わらず使用でき、筋肉の急激な痙攣を伴う痛みのあるもののこむらがえり、筋肉の痙攣、腹痛、腰痛に適すとされる。ただし、症状があるときのみの服用にとどめ、連用は避ける。まれに重篤な副作用として、肝機能障害のほか、間質性肺炎、うっ血性心不全や心室頻拍を生じることが知られており、心臓病の診断を受けた人では使用を避ける必要がある。

解答13 ×

アセトアミノフェンは、主として中枢作用によって解熱・鎮痛をもたらすため、末梢における抗炎症作用は期待できない。

解答14 ×

アスピリンは、他の解熱鎮痛成分と比較して胃腸障害を起こしやすく、アスピリンアルミニウム等として胃粘膜への悪影響の軽減を図っている製品もある。

解答15 ×

「アスピリン喘息」は、アスピリン特有の副作用ではなく、他の解熱鎮痛成分でも生じる可能性がある。

解答16 ○

設問のとおりである。試験では、複数の解熱鎮痛成分から選ばせる選択式の設問として出題されるケースも見られる。

解答17 ○

設問のとおりである。試験では途中の文言を、「プロスタグランジンの産生を促進」「消化管粘膜の防御機能を亢進」などに変えた誤った設問として出題されるケースもよく見られる。

解答18 ○

設問のとおりである。試験では、複数の解熱鎮痛成分から選ばせる選択式の設問として出題されるケースも見られる。

解答19 ○

設問のとおりである。芍薬甘草湯の、他の生薬製剤との見極めポイントには、「体力に関わらず使用でき」「筋肉の急激な痙攣を伴う痛み」「こむらがえり」「症状があるときのみの服用」などがある。

問題 20 **眠気を催す薬**

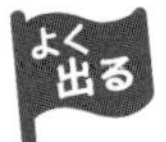

抗ヒスタミン成分を主薬とする催眠鎮静薬は、一時的な睡眠障害（寝つきが悪い、眠りが浅い）の緩和には使用されず、慢性的に不眠症状がある人や、医療機関において不眠症の診断を受けている人に使用される。

問題 21 **眠気を催す薬**

妊娠中にしばしば生じる睡眠障害は、ホルモンのバランスや体型の変化等が原因であり、抗ヒスタミン成分を主薬とする睡眠改善薬の適用対象ではない。

問題 22 **眠気を催す薬**

小児及び若年者では、抗ヒスタミン成分により眠気とは反対の神経過敏や中枢興奮などが現れることがある。

問題 23 **眠気を催す薬**

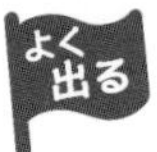

ブロモバレリル尿素は胎児に障害を引き起こす可能性があるため、妊婦又は妊娠していると思われる女性は使用を避けるべきである。

問題 24 **眠気を催す薬**

ブロモバレリル尿素、アリルイソプロピルアセチル尿素は、反復して摂取すると依存を生じることがある。

問題 25 **眠気を防ぐ薬**

カフェインには、胃液分泌亢進作用があり、その結果、副作用として胃腸障害（食欲不振、悪心・嘔吐）が現れることがあるため、胃酸過多の人や胃潰瘍のある人は服用を避ける。

問題 26 **眠気を防ぐ薬**

カフェインは、腎臓におけるナトリウムイオン（同時に水分）の再吸収促進作用があり、尿量の減少をもたらす。

解答20
×
抗ヒスタミン成分を主薬とする催眠鎮静薬は、一時的な睡眠障害（寝つきが悪い、眠りが浅い）の緩和に用いられるもので、慢性的に不眠症状がある人、医療機関で不眠症の診断を受けている人を対象とするものではない。

解答21
○
設問のとおりである。妊婦または妊娠していると思われる女性には、睡眠改善薬の使用は避ける。

解答22
○
設問のとおりである。特に15歳未満の小児ではそうした副作用が起きやすく、抗ヒスタミン成分を含む睡眠改善薬の使用は避けることとされている。

解答23
○
設問のとおりである。こうした内容は、添付文書の使用上の注意の「相談すること」にも記載がなされている。

解答24
○
設問のとおりである。このため、同成分が配合された医薬品は、本来の目的から逸脱した使用（乱用）がなされることがある。

解答25
○
設問のとおりである。試験では「胃液分泌亢進」を「胃液分泌抑制」に変えた誤った設問として出題されるケースも見られる。

解答26
×
正しくは、「カフェインは、腎臓におけるナトリウムイオン（同時に水分）の再吸収抑制作用があり、尿量の増加（利尿）をもたらす」である。

問題 27 **眠気を防ぐ薬**

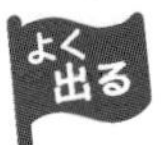

カフェインには、作用は弱いながら反復摂取により依存を形成するという性質があるため、「短期間の服用にとどめ、連用しないこと」という注意喚起がなされている。

問題 28 **眠気を防ぐ薬**

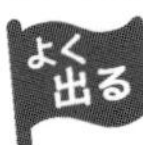

眠気防止薬におけるカフェインの１回摂取量はカフェインとして500mg、１日摂取量はカフェインとして1,000mgが上限とされている。

問題 29 **鎮暈薬**

ジフェニドール塩酸塩は、副作用として、頭痛、排尿困難、眠気、散瞳による異常な眩しさ、口渇のほか、浮動感や不安定感が現れることがある。また、排尿困難の症状がある人や緑内障の診断を受けた人では、その症状を悪化させるおそれがある。

問題 30 **鎮暈薬**

スコポラミン臭化水素酸塩水和物は、乗物酔い防止に古くから用いられている抗ヒスタミン成分である。

問題 31 **鎮暈薬**

メクリジン塩酸塩は、他の抗ヒスタミン成分と比べて作用が現れるのが早く、持続時間は短い。

問題 32 **小児鎮静薬**

ゴオウは、緊張や興奮を鎮め、また、血液の循環を促す作用等を期待して用いられる。

問題 33 **小児鎮静薬**

レイヨウカクは、シカ科のマンシュウアカジカ又はマンシュウジカの雄のまだ角化していない、若しくは、わずかに角化した幼角を基原とする生薬で、強心作用の他、強壮、血行促進の作用があるとされる。

解答 27 ○

設問のとおりである。カフェインには、作用は弱いながら、依存を形成する性質がある

解答 28 ×

1回摂取量はカフェインとして200mg、1日摂取量はカフェインとして500mgが上限とされている。試験では設問のようにカフェイン摂取量の数値を変えた誤った出題のほか、数字の部分が伏せられ、複数の選択肢から選ばせる穴埋め選択式の出題となるケースも見られる。

解答 29 ○

設問のとおりである。こうした副作用等は、抗ヒスタミン成分や抗コリン成分と同様のものとなる。

解答 30 ×

スコポラミン臭化水素酸塩水和物は「抗コリン成分」である。

解答 31 ×

メクリジン塩酸塩は、他の抗ヒスタミン成分と比べて作用が現れるのが遅く持続時間が長い。もっぱら乗物酔い防止薬に配合されている。

解答 32 ○

設問のとおりである。試験では、複数の生薬名の中から選ばせる選択式の出題となるケースも見られる。

解答 33 ×

レイヨウカクは、ウシ科のサイカレイヨウ（高鼻レイヨウ）等の角を基原とする生薬で、緊張や興奮を鎮める作用等を期待して用いられる。

問題34 **鎮咳去痰薬**

デキストロメトルファン臭化水素酸塩水和物は、中枢神経系に作用して咳を抑える成分である。

問題35 **鎮咳去痰薬**

コデインリン酸塩水和物、ジヒドロコデインリン酸塩は、麻薬性鎮咳成分であり、母乳に移行するため、授乳中の人は服用しないか、授乳を避ける必要がある。

問題36 **鎮咳去痰薬**

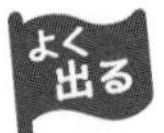

ジプロフィリンは、自律神経系を介さずに気管支の平滑筋に直接作用して弛緩させ、気管支を拡張させる。

問題37 **鎮咳去痰薬**

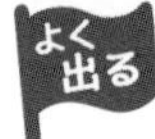

ノスカピン塩酸塩水和物は、気管支の平滑筋に直接作用して弛緩させ、気管支を拡張させることにより、咳や喘息の症状を鎮めることを目的として用いられる。

問題38 **鎮咳去痰薬**

グアイフェネシンは、痰の中の粘性タンパク質を溶解・低分子化して粘性を減少させることにより、痰の切れを良くする。

問題39 **鎮咳去痰薬**

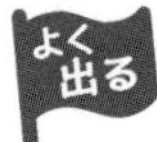

カルボシステインは、痰の中の粘性タンパク質を溶解・低分子化して粘性を減少させるとともに、粘液成分の含量比を調整することにより、痰の切れを良くすることを目的として配合される。

問題40 **鎮咳去痰薬**

シャゼンソウは、オオバコ科のオオバコの花期の全草を基原とする生薬で、去痰作用を期待して用いられる。

解答34
○
設問のとおりである。試験では、「咳を抑える」の部分を「気管支を拡げる（拡張）」「気道粘膜からの粘液の分泌を促進する」などの文言に変えた誤った設問として出題されるケースも見られる。

解答35
○
設問のとおりである。母乳移行により乳児でモルヒネ中毒が生じたとの報告がある。

解答36
○
設問のとおりである。自律神経系を介さずに気管支の平滑筋に直接作用して弛緩させ、気管支を拡張させる成分として、ジプロフィリン等のキサンチン系成分がある。

解答37
×
ノスカピン、ノスカピン塩酸塩水和物は、延髄の咳嗽中枢に作用して咳を抑えるとされる成分である。

解答38
×
グアイフェネシンの痰の切れをよくする働き（去痰作用）は、気道粘膜からの粘液の分泌を促進する作用によるものである。試験では単に「痰の切れをよくする」などシンプルな内容で出題されるケースも見られる。

解答39
○
設問のとおりである。カルボシステインは、痰の中の粘性タンパク質を溶解・低分子化して粘性を減少、粘液成分の含量比を調整し痰の切れを良くする働きにより去痰作用を示す。

解答40
○
設問のとおりである。試験では、シャゼンソウは「分類（オオバコ科のオオバコの花期の全草）」や「作用（去痰作用）」について出題されるケースがよく見られる。

問題 41 **鎮咳去痰薬**

キョウニンは、バラ科のホンアンズ、アンズ等の種子を基原とする生薬で、体内で分解されて生じた代謝物の一部が延髄の呼吸中枢、咳嗽中枢を鎮静させる作用を示すとされる。

問題 42 **鎮咳去痰薬**

麦門冬湯は、体力中等度以下で、痰が切れにくく、ときに強く咳こみ、又は咽頭の乾燥感があるもののから咳、気管支炎、気管支喘息、咽頭炎、しわがれ声、水様痰の多い人に適する。

問題 43 **鎮咳去痰薬**

半夏厚朴湯は、構成生薬としてカンゾウを含む。

問題 44 **鎮咳去痰薬**

半夏厚朴湯は、体力中等度をめやすとして、気分がふさいで、咽喉・食道部に異物感があり、ときに動悸、めまい、嘔気などを伴う不安神経症、神経性胃炎、つわり、咳、しわがれ声、のどのつかえ感に適する。

問題 45 **口腔咽喉薬、うがい薬**

トローチ剤は、有効成分が口腔内や咽頭部にはやく行き渡るよう、口中に含み、噛み砕いて使用することが重要である。

問題 46 **口腔咽喉薬、うがい薬**

噴射式の液剤では、息を吸いながら噴射すると気管支や肺に入ってしまうおそれがあるため、軽く息を吐きながら噴射することが望ましい。

問題 47 **口腔咽喉薬、うがい薬**

含嗽薬は、水で用時希釈又は溶解して使用するものが多いが、調製した濃度が高いほど十分な効果が得られるとされる。

解答 41
○

設問のとおりである。試験では、分類を「オオバコ科オオバコの全草」などに変えたり、「去痰作用がある」などの文言を入れる等の誤った設問として出題されるケースも見られる。

解答 42
×

「水様痰の多い人には不向き」とされる。そもそも麦門冬湯は乾燥を潤す作用を持つことから、「痰が切れにくい」「咽頭の乾燥感」「から咳」などが他の鎮咳去痰薬の漢方処方製剤との見極めのポイントとなる。

解答 43
×

半夏厚朴湯の構成生薬の中にはカンゾウは含まれていない。

解答 44
○

設問のとおりである。半夏厚朴湯は精神不安から生じる各種症状に用いられ、他の漢方処方製剤との見極めポイントには「気分がふさぐ」「咽喉・食道部に異物感」「不安神経症」「のどのつかえ感」などがある。

解答 45
×

トローチ剤やドロップ剤は、有効成分が口腔内や咽頭部に行き渡るよう、口中に含み、噛まずにゆっくり溶かすようにして使用されることが重要であり、噛み砕いて飲み込んでしまうと効果は期待できない。

解答 46
○

設問のとおりである。試験では「息を吸いながら噴射することが望ましい」旨の誤った内容の設問として出題されるケースもよく見られる。

解答 47
×

含嗽薬は、調製した濃度が濃すぎても薄すぎても効果が十分得られない。

問題48 口腔咽喉薬、うがい薬

ヨウ素系殺菌消毒成分が口腔内に使用される場合、結果的にヨウ素の摂取につながり、甲状腺におけるホルモン産生に影響を及ぼす可能性がある。甲状腺疾患の診断を受けた人では、その治療に悪影響（治療薬の効果減弱など）を生じるおそれがあるため、使用する前にその適否につき、治療を行っている医師又は処方薬の調剤を行った薬剤師に相談がなされるべきである。

問題49 口腔咽喉薬、うがい薬

ヨウ素は、レモン汁やお茶などに含まれるビタミンC等の成分と反応すると殺菌作用が失われるため、そうした食品を摂取した直後の使用や混合は避けることが望ましい。

問題50 口腔咽喉薬、うがい薬

白虎加人参湯は、体力中等度以上で、熱感と口渇が強いものの喉の渇き、ほてり、湿疹・皮膚炎、皮膚のかゆみに適すとされるが、体の虚弱な人（体力の衰えている人、体の弱い人）、胃腸虚弱で冷え症の人では、食欲不振、胃部不快感等の副作用が現れやすい等、不向きとされる。また、比較的長期間（1ヶ月位）服用されることがある。

問題51 胃の薬

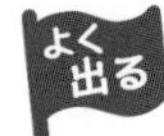

消化薬は、炭水化物、脂質、タンパク質等の分解に働く酵素を補う等により、胃や腸の内容物の消化を助けることを目的とする。

問題52 胃の薬

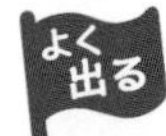

アルジオキサやスクラルファートはアルミニウムを含む成分であるため、透析を受けている人では使用を避ける必要がある。

問題53 胃の薬

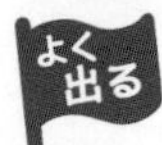

ユウタンは、クマ科のUrsus arctos Linné又はその他近縁動物の胆汁を乾燥したものを基原とする生薬で、苦味による健胃作用を期待して用いられるほか、消化補助成分として配合される場合もある。

解答 48
○
設問のとおりである。試験では「甲状腺」の部分を伏字として、複数の臓器名から選ばせる穴埋め選択式の設問として出題されるケースも見られる。

解答 49
○
設問のとおりである。試験では「殺菌作用が失われる→増強される」などに変えた誤った設問として出題されるケースも見られる。

解答 50
○
設問のとおりである。白虎加人参湯の、他の漢方処方製剤との見極めポイントには「体力中等度以上」「熱感と口渇が強い」「喉の渇き」「ほてり」「体の虚弱な人、胃腸虚弱で冷え症の人は不向き」などがある。

解答 51
○
設問のとおりである。試験では、他の胃の薬の説明を用いた誤った設問として出題されるケースも見られる。

解答 52
○
設問のとおりである。試験では「アルミニウム」を「マグネシウム」などに変えた誤った設問として出題されるケースも見られる。

解答 53
○
設問のとおりである。試験では、複数の生薬名から選ばせる選択式の出題となるケースも見られる。

問題54 **腸の薬**

収斂成分を主体とする止瀉薬は、細菌性の下痢や食中毒のときに使用して腸の運動を鎮めると、かえって状態を悪化させるおそれがある。

問題55 **腸の薬**

ピコスルファートナトリウムは、胃や小腸で分解されることにより、大腸への刺激作用を示す。

問題56 **腸の薬**

ヒマシ油は、大腸でリパーゼの働きによって生じる分解物が、大腸を刺激することで瀉下作用をもたらすと考えられている。

問題57 **腸の薬**

センノシドは、胃や小腸で消化されないが、大腸に生息する腸内細菌によって分解され、分解生成物が大腸を刺激して瀉下作用をもたらすと考えられている。

問題58 **腸の薬**

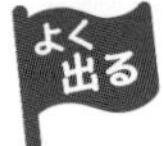

ロペラミド塩酸塩が配合された止瀉薬は、食べすぎ・飲みすぎによる下痢、寝冷えによる下痢のほか、食あたりや水あたりによる下痢の症状を鎮めることを目的として用いられる。

問題59 **腸の薬**

酸化マグネシウムは、腸内容物の浸透圧を高めることで糞便中の水分量を増し、また、大腸を刺激して排便を促す。

解答54
○

設問のとおりである。急性の激しい下痢や腹痛・腹部膨満・吐きけ等の症状を伴う場合、細菌性の下痢や食中毒が疑われるため、安易な使用を避けることが望ましい。

解答55
×

ピコスルファートナトリウムは、胃や小腸では分解されず、大腸に生息する腸内細菌で分解されて、大腸への刺激作用を示すようになる。

解答56
×

ヒマシ油は小腸でリパーゼの働きによって生じる分解物が、小腸を刺激することで瀉下作用をもたらすと考えられている。→小腸刺激性瀉下成分

解答57
○

設問のとおりである。試験では、センノシドの説明内容が他の瀉下成分の特徴に差し替えられた誤った設問として出題されるケースもよく見られる。

解答58
×

ロペラミド塩酸塩が配合された止瀉薬は、食べすぎ・飲みすぎによる下痢、寝冷えによる下痢の症状に用いられることを目的としており、食あたりや水あたりによる下痢については適用対象でない。

解答59
○

設問のとおりである。酸化マグネシウムなどの無機塩類は「腸内容物の浸透圧を高めて糞便中の水分量を増加」「大腸を刺激」して排便を促す。

問題60 **腸の薬**

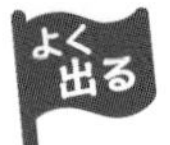

麻子仁丸は、体力中等度以下で、ときに便が硬く塊状なものの便秘、便秘に伴う頭重、のぼせ、湿疹・皮膚炎、ふきでもの（にきび）、食欲不振（食欲減退）、腹部膨満、腸内異常醗酵、痔などの症状の緩和に適すとされるが、胃腸が弱く下痢しやすい人では、激しい腹痛を伴う下痢等の副作用が現れやすい等、不向きとされる。また、本剤を使用している間は、他の瀉下薬の使用を避ける必要がある。

問題61 **胃腸鎮痛鎮痙薬**

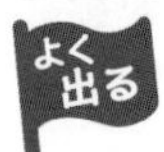

パパベリン塩酸塩は、消化管の平滑筋に直接働いて胃腸の痙攣を鎮める作用を示すほか、胃液分泌を抑える作用もある。

問題62 **胃腸鎮痛鎮痙薬**

オキセサゼインは、局所麻酔作用のほか、胃液分泌を抑える作用もあるとされ、胃腸鎮痛鎮痙薬と制酸薬の両方の目的で使用される。

問題63 **胃腸鎮痛鎮痙薬**

ロートエキスは、母乳中に移行して乳児の脈が遅くなる（徐脈）おそれがあるため、母乳を与える女性では使用を避けるか、又は使用期間中の授乳を避ける必要がある。

問題64 **その他の消化器官用薬**

一般用医薬品の駆虫薬が対象とする寄生虫は、回虫、蟯虫と条虫（いわゆるサナダ虫など）である。

問題65 **その他の消化器官用薬**

複数の駆虫薬を併用しても駆虫効果が高まることはなく、副作用が現れやすくなり、また、組み合わせによってはかえって駆虫作用が減弱することもある。

解答60
○
設問のとおりである。麻子仁丸は比較的おだやかな瀉下作用を持つ漢方処方製剤で、他との見極めのポイントとしては、「体力中等度以下」「便が硬く塊状な便秘」「食欲不振（食欲減退）」「腹部膨満」「腸内異常醗酵」などがある。

解答61
×
「消化管の平滑筋に直接働いて胃腸の痙攣を鎮める作用」は正しいが、抗コリン成分と異なり、胃液分泌を抑える作用は見出されない。

解答62
○
設問のとおりである。オキセサゼインは局所麻酔作用と胃液分泌を抑える作用を併せ持った成分である。

解答63
×
誤っている箇所は「乳児の脈が遅くなる（徐脈）おそれがある」で、正しくは「速くなる（頻脈）」である。

解答64
×
一般用医薬品の駆虫薬が対象とする寄生虫は、回虫と蟯虫である。条虫や吸虫等の駆除を目的とする一般用医薬品はなく、これらについては医療機関を受診して診療を受けるなどの対応が必要である。

解答65
○
設問のとおりである。定められた１日の服用回数や服用期間を守って適正に使用されることが重要である。

問題66 **その他の消化器官用薬**

サントニンは、蟯虫の呼吸や栄養分の代謝を抑えて殺虫作用を示すとされる。

問題67 **その他の消化器官用薬**

カイニン酸は、回虫に痙攣を起こさせる作用を示し、虫体を排便とともに排出させることを目的として用いられる。

問題68 **その他の消化器官用薬**

パモ酸ピルビニウムは蟯虫の呼吸や栄養分の代謝を抑えて殺虫作用を示すとされる。

問題69 **その他の消化器官用薬**

浣腸薬は、繰り返し使用することで直腸の感受性が高まり、効果が強くなる。

問題70 **その他の消化器官用薬**

浣腸薬の注入剤を半量等使用した場合、残量を密封して冷所に保存すれば、感染のおそれがないので再利用できる。

問題71 **その他の消化器官用薬**

坐剤で使用されるビサコジルは、浸透圧の差によって腸管壁から水分を取り込んで直腸粘膜を刺激し、排便を促す効果を期待して用いられる。

問題72 **強心薬**

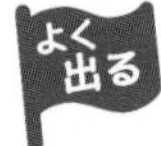

ゴオウは、ウシ科のウシの胆嚢中に生じた結石を基原とする生薬で、強心作用のほか、末梢血管の拡張による血圧降下、興奮を静める等の作用があるとされる。

解答 66
×
サントニンは、回虫の自発運動を抑える作用を示し、虫体を排便とともに排出させることを目的として用いられる。

解答 67
○
設問のとおりである。カイニン酸を含む生薬成分として、マクリ（フジマツモ科のマクリの全藻を基原とする生薬）が配合されている場合もある。

解答 68
○
設問のとおりである。このほか試験では、パモ酸ピルビニウムの説明内容が他の駆虫薬成分の特徴に差し替えられた誤った設問として出題されるケースもよく見られる。

解答 69
×
浣腸薬は、繰り返し使用すると直腸の感受性の低下（いわゆる慣れ）が生じて効果が弱くなり、医薬品の使用に頼りがちになるため、連用しないこととされている。

解答 70
×
半量等を使用する用法がある場合、残量を再利用すると感染のおそれがあるので使用後は廃棄する。

解答 71
×
ビサコジルは、大腸を刺激して排便を促すことを目的として用いられる。

解答 72
○
設問のとおりである。ゴオウの要点としては「ウシ科のウシの胆嚢中に生じた結石」「強心作用」「興奮を静める」などがある。

問題73 **強心薬**

ロクジョウは、シカ科のCervus nippon Temminck、Cervus elaphus Linne、Cervus canadensis Erxleben又はその他同属動物の雄鹿の角化していない幼角を基原とする生薬で、強心作用のほか、強壮、血行促進等の作用があるとされる。

問題74 **強心薬**

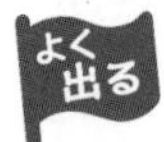

ジャコウは、シカ科のジャコウジカの雄の麝香腺分泌物を基原とする生薬で、強心作用のほか、呼吸中枢を刺激して呼吸機能を高めたり、意識をはっきりさせる等の作用があるとされる。

問題75 **強心薬**

リュウノウは、中枢神経系の刺激作用による気つけの効果を期待して用いられる。

問題76 **強心薬**

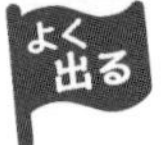

センソは、ヒキガエル科のアジアヒキガエル等の耳腺の分泌物を集めたものを基原とする生薬で、有効域が比較的狭く、一般用医薬品では1日用量が5mg以下となるよう用法・用量が定められている。

問題77 **強心薬**

苓桂朮甘湯は、体力中等度以下で、めまい、ふらつきがあり、ときにのぼせや動悸があるものの立ちくらみ、めまい、頭痛、耳鳴り、動悸、息切れ等に適すとされている。強心作用が期待される生薬は含まれず、主に利尿作用により、水毒（漢方の考え方で、体の水分が停滞したり偏在して、その循環が悪いことを意味する。）の排出を促すことを主眼とする。構成生薬はカンゾウを含む。

問題78 **高コレステロール改善薬**

コレステロールの産生及び代謝は、主として腎臓で行われる。

解答73
○
設問のとおりである。試験では、ロクジョウの説明内容が他の生薬成分の特徴に差し替えられた誤った設問として出題されるケースもよく見られる。

解答74
○
設問のとおりである。試験では、ジャコウの説明内容が他の生薬成分の特徴に差し替えられたり、「ジャコウジカの雌の～」などに文言を変えた、誤った設問として出題されるケースも見られる。

解答75
○
設問のとおりである。リュウノウ中に存在する主要な物質として、ボルネオールが配合されている場合もある。

解答76
○
設問のとおりである。試験では、センソが「ヒキガエル科のアジアヒキガエル等の耳腺の分泌物」である点や、「1日用量5mgを超えて含有するものは劇薬指定」について問う設問が特によく見られる。

解答77
○
設問のとおりである。苓桂朮甘湯の、他の漢方処方製剤との見極めポイントには「めまい、ふらつき」「強心作用が期待される生薬は含まれない」「おもに利尿作用で水毒を排出」などがある。

解答78
×
コレステロールの産生及び代謝は、主として肝臓で行われる。

問題79 **高コレステロール改善薬**

コレステロールは水に溶けやすい物質であるため、血液中では血漿タンパク質と結合したリポタンパク質となって存在する。

問題80 **高コレステロール改善薬**

高コレステロール改善薬は、結果的に生活習慣病の予防につながるものであるが、ウエスト周囲径（腹囲）を減少させるなどの痩身効果を目的とする医薬品ではない。医薬品の販売等に従事する専門家においては、購入者等に対してその旨を説明する等、正しい理解を促すことが重要である。

問題81 **高コレステロール改善薬**

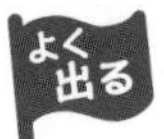

医療機関で測定する検査値として、低密度リポタンパク質（LDL）が140mg/dL以上、高密度リポタンパク質（HDL）が40mg/dL未満、中性脂肪が150mg/dL以上のいずれかである状態を、脂質異常症という。

問題82 **高コレステロール改善薬**

リボフラビンの摂取によって尿が黄色くなった場合は、使用を中止する必要がある。

問題83 **高コレステロール改善薬**

ビタミンEは、コレステロールからの過酸化脂質の生成を抑えるほか、末梢血管における血行を促進する作用があるとされる。

問題84 **高コレステロール改善薬**

リノール酸は、コレステロールと結合して、代謝されやすいコレステロールエステルを形成するとされ、肝臓におけるコレステロールの代謝を促す効果を期待して用いられる。

問題85 **高コレステロール改善薬**

パンテチンは、低密度リポタンパク質（LDL）等の異化排泄を促進し、リポタンパクリパーゼ活性を高めて、高密度リポタンパク質（HDL）産生を高める作用があるとされる。

解答79 ×

コレステロールは水に溶けにくい物質である。このため、血液中では血漿タンパク質と結合したリポタンパク質となって存在する。

解答80 ○

設問のとおりである。試験では、「ウエスト周囲径（腹囲）を減少させるなどの痩身効果を目的とする医薬品ではない→痩身効果を目的とする医薬品である」などに変えた誤った設問として出題されるケースも見られる。

解答81 ○

設問のとおりである。試験では、それぞれの数値を変更した誤った設問として出題されるケースが多く見られる。

解答82 ×

リボフラビンの摂取によって尿が黄色くなることはあるが、これは使用の中止を要する副作用等の異常ではない。

解答83 ○

設問のとおりである。このため、血中コレステロール異常に伴う末梢血行障害（手足の冷え、痺れ）の緩和等を目的として用いられる。

解答84 ○

設問のとおりである。リノール酸には肝臓におけるコレステロールの代謝を促す効果が期待されている。

解答85 ○

設問のとおりである。パンテチンは、LDLの異化排泄の促進とHDL産生を高める作用があるとされる。

問題86 高コレステロール改善薬

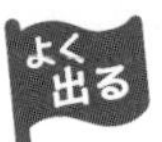

大豆油不けん化物（ソイステロール）には、腸管におけるコレステロールの吸収を抑える働きがあるとされる。

問題87 貧血用薬

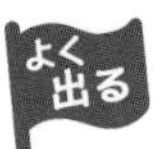

貧血用薬（鉄製剤）の服用の前後30分にタンニン酸を含む飲食物（緑茶、紅茶、コーヒー等）を摂取すると、タンニン酸と反応して鉄の吸収が促進される。

問題88 貧血用薬

鉄分の吸収は空腹時のほうが高いとされているが、消化器系への副作用を軽減するために、鉄製剤は、食後に服用することが望ましい。

問題89 貧血用薬

コバルトは、赤血球ができる過程で必要不可欠なビタミンB_{12}の構成成分であり、硫酸コバルトは、骨髄での造血機能を高める目的で配合されている。

問題90 その他の循環器用薬

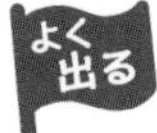

ユビデカレノンは、別名コエンザイムQ10とも呼ばれ、肝臓や心臓などの臓器に多く存在し、エネルギー代謝に関与する酵素の働きを助ける成分で、摂取された栄養素からエネルギーが産生される際にビタミンB群とともに働く。

問題91 その他の循環器用薬

ヘプロニカート、イノシトールヘキサニコチネートは、いずれの化合物もニコチン酸が遊離し、そのニコチン酸の働きによって末梢の血液循環を改善する作用を示すとされる。

問題92 その他の循環器用薬

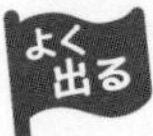

ルチンは、ビタミン様物質の一種で、高血圧等における毛細血管の補強、強化の効果を期待して用いられる。

解答86
○

設問のとおりである。大豆油不けん化物（ソイステロール）、リノール酸、パンテチンそれぞれの性質を取り違えないように覚えることが重要である。

解答87
×

「促進される」ではなく、正しくは「悪くなることがある」である。鉄製剤の服用前後（30分）は、タンニン酸を含む飲食物（緑茶、紅茶、コーヒー、ワイン、柿等）の摂取を控えることとされている。

解答88
○

設問のとおりである。試験では、「鉄分の吸収は空腹時のほうが高いとされているため、貧血用薬は食前に服用することが望ましい」など一見正しそうな形での出題も見られるが、この系統の設問での「望ましい」の対象は、あくまでも「副作用軽減のために食後に服用」することに限られている。

解答89
○

設問のとおりである。試験では「コバルト」を伏字にし、類似した複数の成分名から選ばせる、穴埋め選択式の設問として出題されるケースも見られる。

解答90
○

設問のとおりである。試験では、「ビタミンB群」の部分を「ビタミンC、E、K」などに変えた誤った設問として出題されるケースも見られる。

解答91
○

設問のとおりである。試験では、ヘプロニカート、イノシトールヘキサニコチネートの説明内容がユビデカレノンの特徴などに差し替えられた誤った設問として出題されるケースも見られる。

解答92
○

設問のとおりである。試験では、複数の成分名から選ばせる選択式の出題となるケースも見られる。

問題93 **その他の循環器用薬**

七物降下湯は、体力中等度以下で、顔色が悪くて疲れやすく、胃腸障害のないものの高血圧に伴う随伴症状（のぼせ、肩こり、耳鳴り、頭重）に適すとされるが、胃腸が弱く下痢しやすい人では、胃部不快感等の副作用が現れやすい等、不向きとされる。また、15歳未満の小児への使用は避ける必要がある。

問題94 **痔の薬**

痔疾患に伴う局所の感染を防止することを目的として、アラントインのような殺菌消毒成分が配合されている場合がある。

問題95 **痔の薬**

痔疾用薬に用いられるステロイド性抗炎症成分のヒドロコルチゾン酢酸エステルは、痔による肛門部の炎症を抑えるために配合されている場合がある。

問題96 **痔の薬**

外用痔疾用薬の配合成分について、局所への穏やかな刺激によって痒みを抑える効果を期待して、熱感刺激を生じさせるカンフルやメントールが配合されている場合がある。

問題97 **痔の薬**

乙字湯は、体力中等度以上で大便がかたく、便秘傾向のあるものの痔核（いぼ痔）、切れ痔、便秘、軽度の脱肛に適すとされるが、体の虚弱な人（体力の衰えている人、体の弱い人）、胃腸が弱く下痢しやすい人では、悪心・嘔吐、激しい腹痛を伴う下痢等の副作用が現れやすい等、不向きとされる。

問題98 **その他の泌尿器用薬**

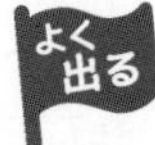

六味丸は、体力中等度以下で、疲れやすくて尿量減少又は多尿で、ときに手足のほてり、口渇があるものの排尿困難、残尿感、頻尿、むくみ、痒み、夜尿症、しびれに適すとされるが、胃腸が弱く下痢しやすい人では、胃部不快感、腹痛、下痢等の副作用が現れやすい等、不向きとされる。

解答93
○

設問のとおりである。七物降下湯の、他の漢方処方製剤との見極めポイントには「体力中等度以下」「顔色が悪くて疲れやすい」「胃腸障害のないもの」「高血圧に伴う随伴症状（のぼせ、肩こり、耳鳴り、頭重）に適す」「胃腸が弱く下痢しやすい人は不向き」「15歳未満の小児への使用は避ける」などがある。

解答94
×

痔による肛門部の創傷の治癒を促す効果を期待して、アラントインのような組織修復成分が用いられる。

解答95
○

設問のとおりである。ヒドロコルチゾン酢酸エステルはステロイド性抗炎症成分であり、配合の目的は痔による肛門部の炎症を抑えるためとなる。

解答96
×

カンフルやメントールは局所刺激成分の中でも冷感刺激を生じさせる成分である。

解答97
○

設問のとおりである。乙字湯の、他の漢方処方製剤との見極めポイントには「体力中等度以上」「大便がかたい」「便秘傾向」「痔核（いぼ痔）、切れ痔、便秘、軽度の脱肛に適する」などがある。

解答98
○

設問のとおりである。六味丸の、他の漢方処方製剤との見極めポイントには「疲れやすい」「尿量減少または多尿」「手足のほてり」「排尿困難、残尿感、頻尿、むくみ」などがある。

問題99 **その他の泌尿器用薬**

竜胆瀉肝湯は、体力中等度以上で、下腹部に熱感や痛みがあるものの排尿痛、残尿感、尿の濁り、こしけ（おりもの）、頻尿に適すとされるが、胃腸が弱く下痢しやすい人では、胃部不快感、下痢等の副作用が現れやすい等、不向きとされる。

問題100 **その他の泌尿器用薬**

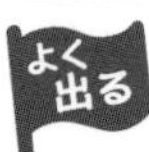

猪苓湯は、体力に関わらず使用でき、排尿異常があり、ときに口が渇くものの排尿困難、排尿痛、残尿感、頻尿、むくみに適すとされる。

問題101 **その他の泌尿器用薬**

モクツウは、アケビ科のアケビ又はミツバアケビの蔓性の茎を、通例、横切りしたものを基原とする生薬で、尿量増加（利尿）作用を期待して用いられる。

問題102 **その他の泌尿器用薬**

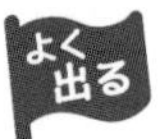

ウワウルシは、利尿作用のほかに、経口的に摂取した後、尿中に排出される分解代謝物が抗菌作用を示し、尿路の殺菌消毒効果を期待して用いられる。

問題103 **婦人薬**

妊娠中の女性ホルモン成分の摂取によって胎児の先天性異常の発生が報告されており、妊婦又は妊娠していると思われる女性では、エストラジオールを含有する医薬品の使用を避ける必要がある。

問題104 **婦人薬**

桂枝茯苓丸は、比較的体力があり、ときに下腹部痛、肩こり、頭重、めまい、のぼせて足冷えなどを訴えるものの、月経不順、月経異常、月経痛、更年期障害、血の道症、肩こり、めまい、頭重、打ち身（打撲症）、しもやけ、しみ、湿疹・皮膚炎、にきびに適すとされるが、体の虚弱な人（体力の衰えている人、体の弱い人）では不向きとされる。

解答99 ○

設問のとおりである。竜胆瀉肝湯の、他の漢方処方製剤との見極めポイントには「体力中等度以上」「下腹部に熱感や痛み」「排尿痛、残尿感、尿の濁り、こしけ（おりもの）、頻尿」「胃腸が弱く下痢しやすい人は不向き」などがある。

解答100 ○

設問のとおりである。猪苓湯の、他の漢方処方製剤との見極めポイントには「体力に関わらない」「口が渇く」「排尿困難、排尿痛、残尿感、頻尿」「むくみ」などがある。

解答101 ○

設問のとおりである。試験では、他の生薬成分の説明を用いた誤った設問での出題や、モクツウの薬用部位（茎）について問う設問なども見られる。

解答102 ○

設問のとおりである。試験では、複数の生薬名の中から選ばせる選択式の出題となるケースも見られる。

解答103 ○

設問のとおりである。試験では「エストラジオールは妊娠中でも安全に使用できる」「妊娠中の女性ホルモン成分の使用が推奨されている」などの誤った内容の設問として出題されるケースも見られる。

解答104 ○

設問のとおりである。桂枝茯苓丸の、他の漢方処方製剤との見極めポイントには「比較的体力がある」「下腹部痛」「のぼせて足冷え」「打ち身（打撲症）」などがある。

問題105 **婦人薬**

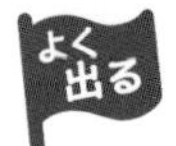

当帰芍薬散は、体力虚弱で、冷え症で貧血の傾向があり疲労しやすく、ときに下腹部痛、頭重、めまい、肩こり、耳鳴り、動悸などを訴えるものの月経不順、月経異常、月経痛、更年期障害、産前産後あるいは流産による障害（貧血、疲労倦怠、めまい、むくみ)、めまい・立ちくらみ、頭重、肩こり、腰痛、足腰の冷え症、しもやけ、むくみ、しみ、耳鳴りに適すとされるが、胃腸の弱い人では、胃部不快感等の副作用が現れやすい等、不向きとされる。

問題106 **婦人薬**

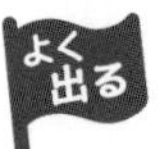

温清飲は、体力中等度で、皮膚はかさかさして色つやが悪く、のぼせるものの月経不順、月経困難、血の道症、更年期障害、神経症、湿疹・皮膚炎に適すとされるが、胃腸が弱く下痢しやすい人では胃部不快感、下痢等の副作用が現れやすい等、不向きとされる。まれに重篤な副作用として、肝機能障害を生じることが知られている。

問題107 **婦人薬**

婦人薬として用いられる漢方処方製剤のうち、桃核承気湯は、構成生薬にダイオウを含むため、授乳婦や妊婦又は妊娠していると思われる女性の使用に関して、留意する必要がある。

問題108 **婦人薬**

温経湯は、体力中等度以下で、手足がほてり、唇が乾くものの月経不順、月経困難、こしけ（おりもの)、更年期障害、不眠、神経症、湿疹・皮膚炎、足腰の冷え、しもやけ、手あれ（手の湿疹・皮膚炎）に適すとされるが、胃腸の弱い人では、不向きとされる。構成生薬としてカンゾウを含む。

解答105
○

設問のとおりである。当帰芍薬散の、他の漢方処方製剤との見極めポイントには「**体力虚弱**」「**冷え症**」「**貧血の傾向があり疲労しやすい**」「**めまい・立ちくらみ**」「**足腰の冷え症**」「**しもやけ**」などがある。

解答106
○

設問のとおりである。温清飲の、他の漢方処方製剤との見極めポイントには「**皮膚はかさかさして色つやが悪い**」「**のぼせるものの月経不順、月経困難、血の道症**」「**湿疹・皮膚炎**」などがある。

解答107
○

設問のとおりである。試験では「ダイオウ」を「マオウ」など他の生薬に変えた誤った設問や、複数の漢方処方製剤から選ばせる選択式の設問として出題されるケースも見られる。

解答108
○

設問のとおりである。温経湯の、他の漢方処方製剤との見極めポイントには「**手足がほてる**」「**唇が乾く**」「**手あれ**」「**構成生薬にカンゾウを含む**」などがある。

問題109 **内服アレルギー用薬**

抗ヒスタミン成分は、ヒスタミンの働きを抑える作用以外に抗コリン作用も示すため、排尿困難や口渇、便秘等の副作用が現れることがある。このため排尿困難の症状がある人、緑内障の診断を受けた人では、症状の悪化を招くおそれがあり、使用する前にその適否を医師等に相談すべきである。

問題110 **内服アレルギー用薬**

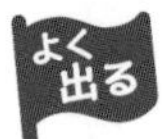

アレルゲンが皮膚や粘膜から体内に入り込むと、その物質を特異的に認識した免疫グロブリンによって肥満細胞が刺激され、細胞間の刺激の伝達を担う生理活性物質であるヒスタミンやプロスタグランジン等の物質が遊離する。肥満細胞から遊離したヒスタミンは、周囲の器官や組織の表面に分布する特定のタンパク質と反応することで、血管拡張、血管透過性亢進等の作用を示す。

問題111 **内服アレルギー用薬**

ジフェンヒドラミン塩酸塩は、吸収されたジフェンヒドラミンの一部が乳汁に移行して乳児に昏睡を生じるおそれがあるため、母乳を与える女性は使用を避けるか、使用する場合には授乳を避ける必要がある。

問題112 **内服アレルギー用薬**

抗ヒスタミン成分であるメキタジンは、まれに重篤な副作用としてショック（アナフィラキシー）、肝機能障害、血小板減少を生じることがある。

問題113 **内服アレルギー用薬**

プソイドエフェドリン塩酸塩は、他のアドレナリン作動成分に比べて中枢神経系に対する作用が強く、副作用として不眠や神経過敏が現れることがある。

解答109
○

設問のとおりである。抗ヒスタミン成分については、①抗コリン作用も示す、②排尿困難や口渇、便秘等の副作用が現れることがある、③排尿困難の症状がある人、緑内障の診断を受けた人では症状の悪化を招くおそれがある、などの点を特に押さえておきたい。

解答110
○

設問のとおりである。試験では「免疫グロブリン」「肥満細胞」「ヒスタミン」「血管拡張」などの語句が伏せられ、複数の選択肢から選ばせる穴埋め選択式の出題となるケースや、「肥満細胞→脂肪細胞」「特異的→非特異的」「血管拡張→血管収縮」などに語句を変えた誤った設問として出題されるケースも見られる。

解答111
○

設問のとおりである。ジフェンヒドラミン塩酸塩以外にも、ジフェンヒドラミンサリチル酸塩等も同様となる。

解答112
○

設問のとおりである。メキタジンは抗ヒスタミン成分であり、まれに生じる重篤な副作用に、ショック（アナフィラキシー）、肝機能障害、血小板減少がある。

解答113
○

設問のとおりである。このほか交感神経系に対する刺激作用によって心臓血管系や肝臓でのエネルギー代謝等への影響も生じやすい。

問題114 **内服アレルギー用薬**

茵蔯蒿湯は、体力中等度以上で口渇があり、尿量少なく、便秘するものの蕁麻疹、口内炎、湿疹・皮膚炎、皮膚の痒みに適すとされるが、体の虚弱な人（体力の衰えている人、体の弱い人）、胃腸が弱く下痢しやすい人では、激しい腹痛を伴う下痢等の副作用が現れやすい等、不向きとされる。

問題115 **内服アレルギー用薬**

消風散は、体力中等度以上の人の皮膚疾患で、痒みが強くて分泌物が多く、ときに局所の熱感があるものの湿疹・皮膚炎、蕁麻疹、水虫、あせもに適すとされるが、体の虚弱な人、胃腸が弱く下痢をしやすい人では、胃部不快感、腹痛等の副作用が現れやすい等、不向きとされる。

問題116 **鼻に用いる薬**

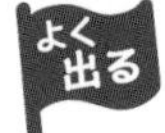

ナファゾリン塩酸塩は、交感神経系を刺激して鼻粘膜を通っている血管を収縮させることにより、鼻粘膜の充血や腫れを和らげることを目的として用いられる。過度に使用されると鼻粘膜の血管が反応しなくなり、逆に血管が拡張して二次充血を招き、鼻づまり（鼻閉）がひどくなりやすい。

問題117 **鼻に用いる薬**

鼻粘膜の過敏性や痛みや痒みを抑えることを目的として、リドカイン、リドカイン塩酸塩等の局所麻酔成分が配合されている場合がある。

問題118 **眼科用薬**

一般用医薬品の点眼薬には、緑内障の症状を改善できるものはなく、配合されている成分によっては、緑内障の悪化につながるおそれがある。

問題119 **眼科用薬**

点眼薬では、目の充血や痒み、腫れ等の局所性の副作用が現れることはあるが、全身性の副作用が現れることはない。

解答114
○

設問のとおりである。茵蔯蒿湯の、他の漢方処方製剤との見極めポイントには「口渇がある」「尿量少ない」「便秘」「口内炎」などがある。

解答115
○

設問のとおりである。消風散は皮膚症状を主とするアレルギーの治療に使われる漢方処方製剤で、他との見極めポイントには「皮膚疾患」「痒みが強く分泌物が多い」「局所の熱感」「あせも」などがある。

解答116
○

設問のとおりである。ポイントとして、ナファゾリン塩酸塩は「交感神経」を刺激、鼻粘膜の血管を「収縮」、「過度な使用」で「鼻づまり悪化」。試験では複数の成分から選ばせる選択式の設問として出題されるケースも見られる。

解答117
○

設問のとおりである。リドカイン、リドカイン塩酸塩等は、局所を麻酔し、鼻粘膜の過敏性や痛みや痒みを抑える。

解答118
○

設問のとおりである。緑内障が疑われる場合は医療機関への受診が推奨される。

解答119
×

点眼薬による全身性の副作用としては、皮膚に発疹、発赤、痒み等が現れることがある。

問題120 **眼科用薬**

コンタクトレンズをしたままでの点眼は、ソフトコンタクトレンズ、ハードコンタクトレンズに関わらず、添付文書に使用可能と記載されてない限り行うべきでない。

問題121 **眼科用薬**

一度に何滴も点眼しても効果が増すわけではなく、むしろ薬液が鼻腔内へ流れ込み、鼻粘膜や喉から吸収されて、副作用を起こしやすくなる。

問題122 **眼科用薬**

点眼後は、しばらく眼瞼（まぶた）を閉じて、薬液を結膜嚢内に行き渡らせる。その際、目頭を押さえると、薬液が鼻腔内へ流れ込むのを防ぐことができ、効果的とされる。

問題123 **眼科用薬**

プラノプロフェンは、非ステロイド性抗炎症成分であり、炎症の原因となる物質の生成を抑える作用を示し、目の炎症を改善する。

問題124 **眼科用薬**

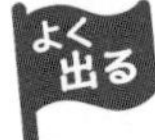

ネオスチグミンメチル硫酸塩は、コリンエステラーゼの働きを抑える作用を示し、毛様体におけるアセチルコリンの働きを助けることで、目の調節機能を改善する効果を目的として用いられる。

問題125 **眼科用薬**

イプシロン－アミノカプロン酸は、炎症の原因となる物質の生成を抑える作用を示し、目の炎症を改善する効果を期待して用いられる。

解答120
○

設問のとおりである。通常、ソフトコンタクトレンズは装着したままの点眼は避けることとされている製品が多いが、１回使い切りタイプで防腐剤を含まない製品では、装着時にも使用できるものがある。

解答121
○

設問のとおりである。点眼薬１滴の薬液量が約50μLに対し、結膜嚢の容積は30μL程度と、１滴の薬液量＞結膜嚢の容積のため、１滴で十分といえる。

解答122
○

設問のとおりである。点眼後のポイントは「眼瞼（まぶた）を閉じる」「目頭を押さえる」である。

解答123
○

設問のとおりである。試験では「非ステロイド性→ステロイド性」「目の炎症を改善→目の充血を除去、眼粘膜の組織修復」などに語句を変えた誤った設問として出題されるケースも見られる。

解答124
○

設問のとおりである。試験では「コリンエステラーゼの働きを抑える→コリンエステラーゼの働きを助ける、活発にする、強める」などに変えた誤った設問として出題されるケースも見られる。

解答125
○

設問のとおりである。試験では、抗炎症成分ではない、他の眼科用薬の配合成分の説明に差し替えられた、誤った設問として出題されるケースも見られる。

問題126 **眼科用薬**

抗菌作用を有するスルファメトキサゾール、スルファメトキサゾールナトリウム等のサルファ剤は、細菌感染（ブドウ球菌や連鎖球菌）による結膜炎やものもらい（麦粒腫）、眼瞼炎などの化膿性の症状の改善を目的として用いられる。すべての細菌に対して効果があるわけではなく、ウイルスや真菌の感染に対する効果はない。

問題127 **眼科用薬**

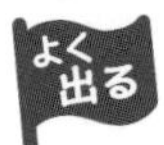

コンドロイチン硫酸ナトリウムは、角膜の乾燥を防ぐことを目的として用いられる。

問題128 **皮膚に用いる薬**

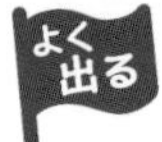

みずむし、たむし等は、白癬菌という真菌類の一種が皮膚に寄生することによって起こる疾患である。一般的に、じゅくじゅくと湿潤している患部には、軟膏が適すとされる。

問題129 **皮膚に用いる薬**

ステロイド性抗炎症成分は、外用の場合は末梢組織（患部局所）における炎症を抑える作用を示し、特に、痒みや発赤などの皮膚症状を抑える。一方で、末梢組織の免疫機能を低下させる作用も示す。

問題130 **皮膚に用いる薬**

外皮用薬で用いられるステロイド性抗炎症成分は、広範囲に生じた皮膚症状や慢性の湿疹・皮膚炎に適している。

問題131 **皮膚に用いる薬**

尿素は、皮膚の角質層を構成するケラチンを変質させることにより、角質軟化作用を示す。

解答126
○
設問のとおりである。試験では「ウイルスや真菌にも効果がある」旨が盛り込まれたり、抗菌作用以外の他の眼科用薬の配合成分の説明に差し替えられた、誤った設問として出題されるケースも見られる。

解答127
○
設問のとおりである。コンドロイチン硫酸ナトリウムは目の乾きを改善する配合成分である。試験では、他の眼科用薬の配合成分の説明に差し替えられた誤った設問として出題されるケースも見られる。

解答128
○
設問のとおりである。試験では、みずむし、たむし等に関して「白癬菌という真菌類の一種が原因」「じゅくじゅくと湿潤した患部には軟膏」などの点に言及した出題がよく見られる。

解答129
○
設問のとおりである。試験では「免疫機能を低下させる→高める、向上させる」などに変えた誤った設問として出題されるケースも見られる。

解答130
×
外皮用薬に用いられるステロイド性抗炎症成分は、広範囲に生じた皮膚症状や慢性の湿疹・皮膚炎を対象とするものではない。

解答131
×
尿素は角質層の水分保持量を高め、皮膚の乾燥を改善することを目的として用いられる。

問題132 **皮膚に用いる薬**

ヒノキチオールは、ヒノキ科のタイワンヒノキ、ヒバ等から得られた精油成分で、抗菌、抗炎症などの作用を期待して用いられる。

問題133 **皮膚に用いる薬**

カシュウは、ウコギ科の生薬で、血行促進、抗炎症などの作用を期待して用いられる。

問題134 **皮膚に用いる薬**

チクセツニンジンは、ウコギ科のトチバニンジンの根茎を、通例、湯通ししたものを基原とする生薬で、血行促進、抗炎症などの作用を期待して用いられる。

問題135 **皮膚に用いる薬**

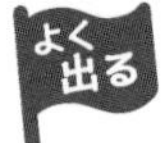

カルプロニウム塩化物は、末梢組織（適用局所）においてアセチルコリンに類似した作用（コリン作用）を示し、頭皮の血管を拡張、毛根への血行を促すことによる発毛効果を期待して用いられる。副作用として、コリン作用による局所又は全身性の発汗、それに伴う寒気、震え、吐きけが現れることがある。

問題136 **皮膚に用いる薬**

テルビナフィン塩酸塩は、皮膚糸状菌の細胞膜を構成する成分の産生を妨げることにより、その増殖を抑える。

問題137 **皮膚に用いる薬**

アクリノールは、黄色の色素で、結核菌を含む一般細菌類、真菌類、ウイルスに対して殺菌消毒作用を示す。

問題138 **皮膚に用いる薬**

クロルヘキシジングルコン酸塩、クロルヘキシジン塩酸塩は、一般細菌類、真菌類に対して比較的広い殺菌消毒作用を示すが、結核菌やウイルスに対する殺菌消毒作用はない。

解答132
○

設問のとおりである。試験では、他の頭皮・毛根に作用する配合成分の説明に差し替えられた、誤った設問として出題されるケースも見られる。

解答133
×

カシュウは、タデ科ツルドクダミの塊根を基原とする生薬で、頭皮における脂質代謝を高めて、余分な皮脂を取り除く作用を期待して用いられる。本設問もそうだが、試験では、さらに他の頭皮・毛根に作用する配合成分の説明に差し替えられた、誤った設問として出題されるケースも見られる。

解答134
○

設問のとおりである。チクセツニンジンは頭皮・毛根に作用する配合成分の中の生薬成分のひとつである。

解答135
○

設問のとおりである。試験では、「アセチルコリンに類似した作用（コリン作用）を示し→抗コリン作用を示し」などに変えられた誤った設問や、複数の頭皮・毛根に作用する配合成分などから選ばせる選択式の設問として出題されるケースも見られる。

解答136
○

設問のとおりである。試験では、複数の抗真菌成分などから選ばせる選択式の出題となるケースも見られる。

解答137
×

アクリノールは、一般細菌類の一部（連鎖球菌、黄色ブドウ球菌などの化膿菌）に対する殺菌消毒作用を示すが、真菌類、結核菌、ウイルスに対しては効果がない。

解答138
○

設問のとおりである。要するに、「クロルヘキシジングルコン酸塩、クロルヘキシジン塩酸塩の殺菌消毒作用→　○一般細菌類、真菌類×結核菌、ウイルス」となる。

問題139 **皮膚に用いる薬**

オキシドールは、一般細菌類の一部（連鎖球菌、黄色ブドウ球菌などの化膿菌）に対する殺菌消毒作用を示す。オキシドールの作用は、過酸化水素の分解に伴って発生する活性酸素による酸化、及び発生する酸素による泡立ちによる物理的な洗浄効果であるため、作用の持続性は乏しく、また、組織への浸透性も低い。刺激性があるため、目の周りへの使用は避ける必要がある。

問題140 **歯痛・歯槽膿漏薬**

歯痛薬は、歯の齲蝕（むし歯）が修復されることにより歯痛を応急的に鎮めることを目的とする一般用医薬品である。

問題141 **歯痛・歯槽膿漏薬**

炎症を起こした歯周組織からの出血を抑える作用を期待して、カルバゾクロムが配合されている場合がある。

問題142 **歯痛・歯槽膿漏薬**

外用薬では、歯肉溝での細菌の繁殖を抑えることを目的として、セチルピリジニウム塩化物が配合されている場合がある。

問題143 **歯痛・歯槽膿漏薬**

歯周組織の血行を促す効果を期待して、ビタミンEが配合されている場合がある。

問題144 **口内炎用薬**

口内炎は、疱疹ウイルスの口腔内感染による場合や、医薬品の副作用として生じる場合もある。

問題145 **禁煙補助剤**

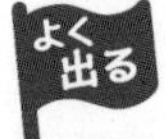

咀嚼剤では、口腔内がアルカリ性になるとニコチンの吸収が低下する。

解答139 ○

設問のとおりである。試験では、「過酸化水素の分解に→二酸化塩素の分解に」などに変えられた誤った設問として出題されるケースも見られる。

解答140 ×

歯痛薬は、歯の齲蝕による歯痛を応急的に鎮めることを目的とする一般用医薬品であり、歯の齲蝕が修復されることはない。

解答141 ○

設問のとおりである。カルバゾクロムは止血成分で、炎症を起こした歯周組織からの出血を抑える作用が期待される。

解答142 ○

設問のとおりである。セチルピリジニウム塩化物は殺菌消毒成分で、歯肉溝での細菌の繁殖を抑えることを目的とする。

解答143 ○

設問のとおりである。試験では、複数のビタミン成分から選ばせる選択式の設問として出題されるケースも見られる。

解答144 ○

設問のとおりである。多くは、栄養摂取の偏り、ストレスや睡眠不足、唾液分泌の低下、口腔内の不衛生などが要因となって生じるとされる。

解答145 ×

正しくは、「口腔内が酸性になるとニコチンの吸収が低下する」である。このため、コーヒーや炭酸飲料など口腔内を酸性にする食品を摂取した後しばらくは使用を避けることとされている。

問題146 **禁煙補助剤**

ニコチンは交感神経系を抑制させる作用を示し、アドレナリン作動成分が配合された医薬品との併用により、その作用を減弱させるおそれがある。

問題147 **禁煙補助剤**

禁煙補助剤に関して、うつ病と診断されたことのある人では、禁煙時の離脱症状により、うつ症状を悪化させることがあるため、使用を避ける必要がある。

問題148 **禁煙補助剤**

妊婦又は妊娠していると思われる女性、母乳を与える女性では、摂取されたニコチンにより胎児又は乳児に影響が生じるおそれがあるため、使用を避ける必要がある。

問題149 **滋養強壮保健薬**

ビタミンAは、夜間視力を維持したり、皮膚や粘膜の機能を正常に保つために重要な栄養素である。

問題150 **滋養強壮保健薬**

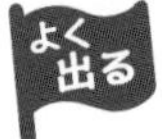

ビタミンB_1は、炭水化物からのエネルギー産生に不可欠な栄養素で、神経の正常な働きを維持する作用がある。また、腸管運動を促進する働きもある。神経痛、筋肉痛・関節痛、手足のしびれ、便秘、眼精疲労の症状の緩和、脚気等に用いられる。

問題151 **滋養強壮保健薬**

ビタミンB_2は、夜間視力の維持や皮膚や粘膜の機能を正常に保つ作用がある。

問題152 **滋養強壮保健薬**

ビタミンB_6は、タンパク質の代謝に関与し、皮膚や粘膜の健康維持、神経機能の維持に重要な栄養素である。

解答146
×

正しくは、「ニコチンは交感神経系を興奮させる作用を示し、アドレナリン作動成分が配合された医薬品（鎮咳去痰薬、鼻炎用薬、痔疾用薬等）との併用により、その作用を増強させるおそれがある」である。

解答147
○

設問のとおりである。禁煙補助剤のポイントのひとつに「うつ病と診断されたことのある人は使用を避ける」がある。

解答148
○

設問のとおりである。試験では「母乳を与える女性は禁煙が推奨されるため、禁煙補助剤の積極的な使用が望ましい」など誤った内容の出題がなされるケースも見られる。

解答149
○

設問のとおりである。試験では、他のビタミン成分の説明と差し替えられた、誤った設問として出題されるケースも見られる。

解答150
○

設問のとおりである。試験では、複数のビタミン成分の中から選ばせる選択式の設問として出題されるケースも見られる。

解答151
×

ビタミンB_2は、脂質の代謝に関与し、皮膚や粘膜の機能を正常に保つために重要な栄養素である。また、摂取により尿が黄色くなることがある。

解答152
○

設問のとおりである。試験では、他のビタミン成分の説明に差し替えられた誤った設問として出題されるケースも見られる。

問題153 **滋養強壮保健薬**

ビタミンB_{12}は、赤血球の形成を助け、また、神経機能を正常に保つために重要な栄養素である。

問題154 **滋養強壮保健薬**

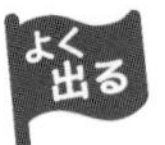

ビタミンDは、腸管でのカルシウム吸収及び尿細管でのカルシウム再吸収を促して、骨の形成を助ける栄養素であるが、過剰症として、高カルシウム血症、異常石灰化が知られている。

問題155 **滋養強壮保健薬**

ヘスペリジンは、骨格筋の疲労の原因となる乳酸の分解を促す。

問題156 **滋養強壮保健薬**

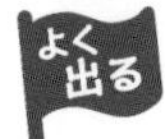

アミノエチルスルホン酸（タウリン）は、生体におけるエネルギーの産生効率を高めるとされ、骨格筋の疲労の原因となる乳酸の分解を促す働きを期待して用いられる。

問題157 **滋養強壮保健薬**

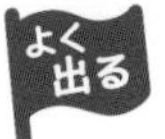

システインは、肝臓においてアルコールを分解する酵素の働きを助け、アセトアルデヒドの代謝を促す働きがあるとされる。

問題158 **滋養強壮保健薬**

グルクロノラクトンは、肝臓の働きを助け、肝血流を促進する働きがあり、全身倦怠感や疲労時の栄養補給を目的として配合されている場合がある。

問題159 **滋養強壮保健薬**

アスパラギン酸ナトリウムは、骨格筋に溜まった乳酸の分解を促す等の働きを期待して用いられる。

解答153 ○
設問のとおりである。このほか試験では他のビタミンの説明に差し替えられた誤った設問や、複数の選択肢から選ばせる選択式の設問として出題されるケースも見られる。

解答154 ○
設問のとおりである。試験では複数のビタミン成分の選択肢から選ばせる選択式の出題となるケースも見られる。また、「過剰症→欠乏症」と語句を変えたり、他のビタミンの説明内容となっているなどの誤った設問として出題されるケースもある。

解答155 ×
ヘスペリジンはビタミン様物質のひとつで、ビタミンCの吸収を助ける等の作用があるとされ、滋養強壮保健薬のほか、かぜ薬等にも配合されている場合がある。

解答156 ×
アミノエチルスルホン酸（タウリン）は、肝臓機能を改善する働きがあるとされ、滋養強壮保健薬等に配合されている場合がある。筋肉や脳、心臓、目、神経など体のあらゆる部分に存在し、細胞の機能が正常に働くために重要な物質である。

解答157 ○
設問のとおりである。このほかシステインには、皮膚におけるメラニンの生成を抑える働きもある。

解答158 ○
設問のとおりである。試験では、他の滋養強壮薬に配合される成分などの説明内容となっている誤った設問として出題されるケースも見られる。

解答159 ○
設問のとおりである。試験では、他の滋養強壮薬に配合される成分などの説明内容となっている誤った設問として出題されるケースも見られる。

問題160 **滋養強壮保健薬**

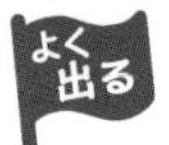

ヨクイニンは、イネ科のハトムギの種皮を除いた種子を基原とする生薬で、肌荒れやいぼに用いられる。ビタミンB_2主薬製剤やビタミンB_6主薬製剤、瀉下薬等の補助成分として配合されている場合もある。

問題161 **漢方処方製剤・生薬製剤**

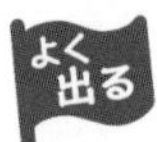

漢方処方製剤は、用法用量において適用年齢の下限が設けられていない場合であっても、生後３ヶ月未満の乳児には使用しないこととされている。

問題162 **漢方処方製剤・生薬製剤**

漢方医学は古来に中国から伝わったもので、現代中国で利用されている中医学に基づく薬剤を漢方処方製剤として使用している。

問題163 **漢方処方製剤・生薬製剤**

漢方薬はすべからく作用が穏やかで、間質性肺炎などの重篤な副作用が起きることはない。

問題164 **漢方処方製剤・生薬製剤**

ブクリョウは、サルノコシカケ科のマツホドの菌核で、通例、外層をほとんど除いたものを基原とする生薬で、利尿、健胃、鎮静等の作用を期待して用いられる。

問題165 **漢方処方製剤・生薬製剤**

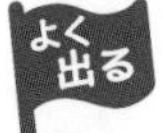

ブシは、キンポウゲ科のハナトリカブト又はオクトリカブトの塊根を減毒加工して製したものを基原とする生薬であり、心筋の収縮力を高めて血液循環を改善する作用を持つ。血液循環が高まることによる利尿作用を示すほか、鎮痛作用を示す。

解答160
○
設問のとおりである。試験では、他の生薬など複数の選択肢から選ばせる選択式の出題となるケースも見られる。

解答161
○
設問のとおりである。試験では「生後３ヶ月未満の乳児には使用しないこと→～に使用することができる」と変えたり、年齢を「生後１ヶ月」「生後６ヶ月」「１歳」「３歳」などに変えた、誤った設問として出題されるケースがよく見られる。

解答162
×
まず、漢方医学は、古来に中国から伝わった医学が日本で発展した日本の伝統医学である。このため、漢方医学と中国の中医学や韓国の韓医学などは基（ベース）は同じながら、考え方が異なる。こうしたことから、日本の漢方医学に基づく漢方薬は、現代中国で利用されている中医学に基づく中薬、韓国の韓医学に基づく韓方薬とは別物であり、区別されている。

解答163
×
一般の生活者では、「漢方薬はすべからく作用が穏やかで、副作用が少ない」などという誤った認識がなされていることがあるが、漢方処方製剤においても間質性肺炎や肝機能障害のような重篤な副作用が起きることがある。

解答164
○
設問のとおりである。ブクリョウの特徴には「サルノコシカケ科のマツホドの菌核」「利尿」などがある。試験では、他の生薬の説明を用いた誤った設問として出題されるケースも見られる。

解答165
○
設問のとおりである。ブシの特徴には「キンポウゲ科のハナトリカブトまたはオクトリカブトの塊根」「減毒加工」「心筋の収縮力を高めて血液循環を改善」「鎮痛作用」などがある。

問題166 **漢方処方製剤・生薬製剤**

清上防風湯は、体力中等度以上で、赤ら顔でときにのぼせがあるもののにきび、顔面・頭部の湿疹・皮膚炎、赤鼻（酒さ）に適すとされる。

問題167 **漢方処方製剤・生薬製剤**

防風通聖散は、体力充実して、腹部に皮下脂肪が多く、便秘がちなものの高血圧や肥満に伴う動悸・肩こり・のぼせ・むくみ・便秘、蓄膿症（副鼻腔炎）、湿疹・皮膚炎、ふきでもの（にきび）、肥満症に適すとされるが、体の虚弱な人（体力の衰えている人、体の弱い人）、胃腸が弱く下痢しやすい人、発汗傾向の著しい人では、激しい腹痛を伴う下痢等の副作用が現れやすい等、不向きとされる。

問題168 **漢方処方製剤・生薬製剤**

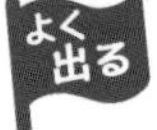

防已黄耆湯は、体力中等度以下で、疲れやすく、汗のかきやすい傾向があるものの肥満に伴う関節の腫れや痛み、むくみ、多汗症、肥満症（筋肉にしまりのない、いわゆる水ぶとり）に適すとされる。構成生薬としてカンゾウを含む。まれに重篤な副作用として肝機能障害、間質性肺炎、偽アルドステロン症が起こることが知られている。

問題169 **漢方処方製剤・生薬製剤**

黄連解毒湯は、体力中等度以上で、のぼせぎみで顔色赤く、いらいらして落ち着かない傾向のあるものの鼻出血、不眠症、神経症、胃炎、二日酔い、血の道症、めまい、動悸、更年期障害、温疹・皮膚炎、皮膚のかゆみ、口内炎に適すとされるが、体の虚弱な人（体力の衰えている人、体の弱い人）では不向きとされる。

問題170 **消毒薬**

次亜塩素酸ナトリウムやサラシ粉は、強い酸化力により一般細菌類、真菌類、ウイルス全般に対する殺菌消毒作用を示し、手指または皮膚の消毒に用いられる。

解答166
○
設問のとおりである。試験では、複数の漢方処方製剤から選ぶ選択式の設問として出題されるケースも見られる。

解答167
○
設問のとおりである。防風通聖散の、他の漢方処方製剤との見極めポイントには「体力充実」「腹部に皮下脂肪が多い」「便秘がち」「体の虚弱な人、胃腸が弱く下痢しやすい人、発汗傾向の著しい人では不向き」などがある。試験では、複数の漢方処方製剤から選ぶ選択式の設問や、他の漢方処方製剤の説明内容が用いられた誤った設問として出題されるケースも見られる。

解答168
○
設問のとおりである。防已黄耆湯の、他の漢方処方製剤との見極めポイントには「疲れやすい」「汗をかきやすい」「多汗症」「肥満（水太り）」「構成生薬にカンゾウを含む」「まれに重篤な副作用として肝機能障害、間質性肺炎、偽アルドステロン症」などがある。また、防風通聖散の説明内容が用いられた誤った設問として出題されるケースも見られる。

解答169
○
設問のとおりである。黄連解毒湯の、他の漢方処方製剤との見極めポイントには「のぼせ気味で顔色赤い」「いらいら」「鼻出血」「二日酔い」「体の虚弱な人では不向き」などがある。

解答170
×
次亜塩素酸ナトリウムやサラシ粉などの塩素系殺菌消毒成分は、強い酸化力で一般細菌類、真菌類、ウイルス全般に対する殺菌消毒作用を示すが、皮膚刺激性が強く、通常、手指・皮膚など人体の消毒には用いられない。

問題171 **消毒薬**

日本薬局方に収載されているクレゾール石ケン液は、原液を水で希釈して用いられるが、刺激性が強いため、原液が直接皮膚に付着しないようにする必要がある。

問題172 **消毒薬**

クレゾール石ケン液は、結核菌を含む一般細菌類、真菌類に対して比較的広い殺菌消毒作用を示すが、大部分のウイルスに対する殺菌消毒作用はない。

問題173 **殺虫剤・忌避剤**

ゴキブリの卵は、医薬品の成分が浸透しない殻で覆われているため、燻蒸処理を行う場合、3週間位後にもう一度燻蒸処理を行い、孵化した幼虫を駆除する必要がある。

問題174 **殺虫剤・忌避剤**

ペルメトリンは、除虫菊の成分から開発されたもので、比較的速やかに自然分解して残効性が低いため、家庭用殺虫剤に広く用いられている。

問題175 **殺虫剤・忌避剤**

代表的な有機リン系殺虫成分として、ジクロルボス、ダイアジノン、フェニトロチオン等がある。殺虫作用は、アセチルコリンを分解する酵素（アセチルコリンエステラーゼ）と不可逆的に結合してその働きを阻害することによる。これらの殺虫成分は、ほ乳類や鳥類では速やかに分解されて排泄され、毒性は比較的低い。

問題176 **殺虫剤・忌避剤**

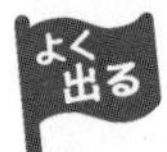

プロポクスルは、代表的なカーバメイト系殺虫成分であり、殺虫作用はアセチルコリンを分解する酵素（アセチルコリンエステラーゼ）と可逆的に結合してその働きを阻害することによる。一般に有機リン系殺虫成分に比べて毒性は低い。

解答171 ○

設問のとおりである。付着した場合には直ちに石けん水と水で洗い流し、炎症等を生じたときには医師の診療を受けるなどの対応が必要である。

解答172 ○

設問のとおりである。クレゾール石ケン液については、試験では「大部分のウイルスに対する殺菌消毒作用はない→ウイルスに対する殺菌消毒作用を示す」などに変えた誤った設問として出題されるケースも見られる。

解答173 ○

設問のとおりである。試験では、「ゴキブリの卵は医薬品の成分が浸透しない殻で覆われている→浸透しやすい殻で覆われている」などに変えた誤った設問として出題されるケースも見られる。

解答174 ○

設問のとおりである。本設問はペルメトリンを含むピレスロイド系殺虫成分の説明であり、試験では、複数の殺虫成分から選ばせる選択式の設問として出題される。

解答175 ○

設問のとおりである。試験では「不可逆的」「速やか」「低い」などの語句が伏せられ、複数の選択肢から選ぶ穴埋め選択式の設問として出題されるケースも見られる。

解答176 ○

設問のとおりである。試験では、「代表的なカーバメイト系殺虫成分→有機リン系殺虫成分、オキサジアゾール系殺虫成分」「アセチルコリンエステラーゼと可逆的に→不可逆的に」などに語句を変えた誤った設問や、「カーバメイト」「可逆的」「低い」などの語句が伏せられ、複数の選択肢から選ぶ穴埋め選択式の設問などで出題されるケースも見られる。

問題177 **一般用検査薬**

悪性腫瘍の診断に関係するものは一般用検査薬の対象外であるが、染色体異常など、一部の遺伝性疾患については一般用検査薬の対象となっている。

問題178 **一般用検査薬**

一般用検査薬は、対象とする生体物質を特異的に検出するように設計されているが、生体から採取された検体には予期しない妨害物質や化学構造がよく似た物質が混在することがあり、いかなる検査薬においても偽陰性・偽陽性を完全に排除することは困難である。

問題179 **一般用検査薬**

尿糖検査の場合、食後１～２時間等、検査薬の使用方法に従って採尿を行う。尿タンパクの場合、原則として早朝尿（起床直後の尿）を検体とする。尿糖・尿タンパク同時検査の場合、早朝尿（起床直後の尿）を検体とするが、尿糖が検出された場合には、食後の尿について改めて検査して判断する必要がある。

問題180 **一般用検査薬**

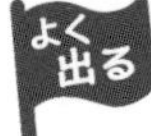

泌尿器系の機能が正常に働いていて、血糖値が正常であれば、糖分やタンパク質は腎臓の尿細管においてほとんどが再吸収される。尿糖値に異常を生じる要因は、一般に高血糖と結びつけて捉えられることが多いが、腎性糖尿等のように高血糖を伴わない場合もある。尿中のタンパク値に異常を生じる要因については、腎臓機能障害によるものとして腎炎やネフローゼ、尿路に異常が生じたことによるものとして尿路感染症、尿路結石等がある。

問題181 **一般用検査薬**

尿糖・尿タンパク検査薬を用いた検査について、通常、尿は弱酸性であるが、食事その他の影響で中性～弱アルカリ性に傾くと、正確な検査結果が得られなくなることがある。

解答177
×

悪性腫瘍、心筋梗塞や遺伝性疾患など重大な疾患の診断に関係するものは一般用検査薬の対象外である。

解答178
○

設問のとおりである。一般に、検出感度を鋭敏にしようとすると、非特異的な反応が起こりやすくなって偽陽性を生じる可能性が高くなる。また、偽陽性を生じることを避けるため特異性を高めると、検出感度が鈍くなる。

解答179
○

設問のとおりである。検査薬の採尿のタイミングに関して、試験では、「尿糖：食後１～２時間など」「尿タンパク：原則早朝尿」「尿糖・尿タンパク同時：早朝尿だが尿糖検出時は食後の尿で改めて検査」の３つの内容を入れ違えた誤った設問として出題されるケースも見られる。

解答180
○

設問のとおりである。試験では、「尿細管」「高血糖」「ネフローゼ」などの語句が伏せられ、複数の選択肢から選ばせる穴埋め選択式の設問として出題されるケースも見られる。

解答181
○

設問のとおりである。試験では、「通常、尿は弱酸性→弱アルカリ性」「中性～弱アルカリ性に傾くと→中性～弱酸性に傾くと」などに変えた誤った設問として出題されるケースも見られる。

問題182 **一般用検査薬**

一般的な妊娠検査薬は、月経予定日が過ぎて概ね1週目以降の検査が推奨されている。

問題183 **一般用検査薬**

妊娠検査薬は、尿中のヒト絨毛性性腺刺激ホルモン（hCG）の有無を調べるものであり、通常、実際に妊娠が成立してから4週目前後の尿中hCG濃度を検出感度としている。

問題184 **一般用検査薬**

尿中のヒト絨毛性性腺刺激ホルモン（hCG）の検出反応は、温度の影響を受けない。

問題185 **一般用検査薬**

高濃度のタンパク尿や糖尿の場合、非特異的な反応が生じて偽陽性を示すことがある。

解答182
○

設問のとおりである。試験では、「月経予定日が過ぎて概ね1週目以降→1週間前」などに変えた誤った設問として出題されるケースも見られる。

解答183
○

設問のとおりである。試験では、「尿中のヒト絨毛性性腺刺激ホルモン（hCG）→エストラジオール」「実際に妊娠が成立してから4週目前後→6週目、4日目」などに変えた誤った設問として出題されるケースも見られる。

解答184
×

尿中hCGの検出反応は、hCGと特異的に反応する抗体や酵素を用いた反応であるため、温度の影響を受けることがある。検査操作を行う場所の室温が極端に高い（低い）場合にも、正確な検査結果が得られないことがある。

解答185
○

設問のとおりである。特定の状況下ではヒト絨毛性性腺刺激ホルモン（hCG）の分泌に変動が起こる。

今日のまとめ　高出題率パート Pick Up!

頻出項目を絞り込み！
集中的に覚えよう！

登録販売者試験における漢方・生薬関連の頻出項目を厳選

□ **かぜ薬　～　漢方処方成分など**

小青竜湯は、体力中等度又はやや虚弱で、うすい水様の痰を伴う咳や鼻水が出るものの気管支炎、気管支喘息、鼻炎、アレルギー性鼻炎、むくみ、感冒、花粉症に適すとされるが、体の虚弱な人（体力の衰えている人、体の弱い人）、胃腸の弱い人、発汗傾向の著しい人では、悪心、胃部不快感等の副作用が現れやすい等、不向きとされる。

□ **強心薬　～　強心作用を期待して配合される成分**

センソは、ヒキガエル科のアジアヒキガエル等の耳腺の分泌物を集めたものを基原とする生薬で、微量で強い強心作用を示す。有効域が比較的狭い成分であり、１日用量中センソ５mgを超えて含有する医薬品は劇薬に指定されている。

□ **婦人薬　～　代表的な漢方処方製剤**

当帰芍薬散は、体力虚弱で、冷え症で貧血の傾向があり疲労しやすく、ときに下腹部痛、頭重、めまい、肩こり、耳鳴り、動悸などを訴えるものの月経不順、月経異常、月経痛、更年期障害、産前産後あるいは流産による障害（貧血、疲労倦怠、めまい、むくみ）、めまい・立ちくらみ、頭重、肩こり、腰痛、足腰の冷え症、しもやけ、むくみ、しみ、耳鳴りに適すとされるが、胃腸の弱い人では、胃部不快感等の副作用が現れやすい等、不向きとされる。

□ **漢方処方製剤・生薬製剤　～　漢方薬使用における基本的な考え方**

漢方処方製剤は、用法用量において適用年齢の下限が設けられていない場合であっても、生後３ヶ月未満の乳児には使用しないこととされている。

薬事関係法規・制度

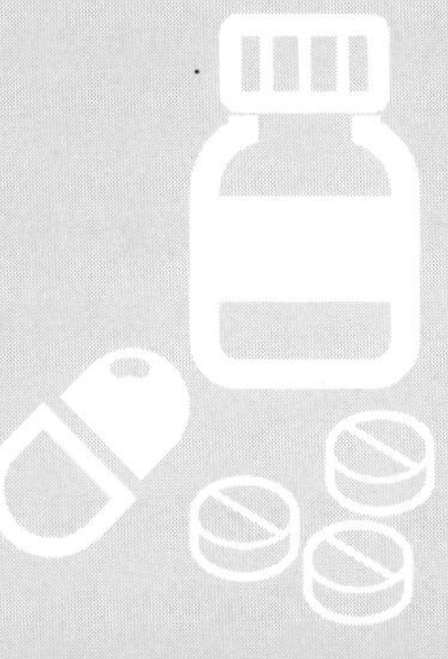

合格のためのチェックポイント

試験直前にも
もう一度チェックしよう！

薬事関係法規・制度

Check!

□ 医薬品医療機器等法の目的（医薬品医療機器等法第１条）

この法律は、医薬品、医薬部外品、化粧品、医療機器及び再生医療等製品（以下「医薬品等」という。）の品質、有効性及び安全性の確保並びにこれらの使用による保健衛生上の危害の発生及び拡大の防止のために必要な規制を行うとともに、指定薬物の規制に関する措置を講ずるほか、医療上特にその必要性が高い医薬品、医療機器及び再生医療等製品の研究開発の促進のために必要な措置を講ずることにより、保健衛生の向上を図ることを目的とする。

□ 医薬品の定義と範囲

医薬品の定義は、法第２条第１項において次のように規定されている。

一　日本薬局方に収められている物

二　人又は動物の疾病の診断、治療又は予防に使用されることが目的とされている物であつて、機械器具等（機械器具、歯科材料、医療用品、衛生用品並びにプログラム（電子計算機に対する指令であつて、一の結果を得ることができるように組み合わされたものをいう。以下同じ。）及びこれを記録した記録媒体をいう。以下同じ。）でないもの（医薬部外品及び再生医療等製品を除く。）

三　人又は動物の身体の構造又は機能に影響を及ぼすことが目的とされている物であつて、機械器具等でないもの（医薬部外品、化粧品及び再生医療等製品を除く。）

□ 医薬品の分類・取り扱いなど　～　毒薬・劇薬

毒薬又は劇薬を、14歳未満の者その他安全な取扱いに不安のある者に交付することは禁止されている。

□ 容器・外箱等への記載事項（法定表示事項）

医薬品医療機器等法第50条などで定められた、一般用医薬品及び要指導医薬品の直接の容器又は被包に記載されなければならない事項（法定表示事項）は次のとおりである。

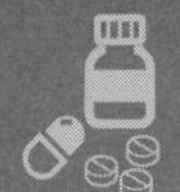

(a) 製造販売業者等の氏名又は名称及び住所
(b) 名称（日局に収載されている医薬品では日局において定められた名称、また、その他の医薬品で一般的名称があるものではその一般的名称）
(c) 製造番号又は製造記号
(d) 重量、容量又は個数等の内容量
(e) 日局に収載されている医薬品については「日本薬局方」の文字等
(f) 「要指導医薬品」の文字
(g) 一般用医薬品のリスク区分を示す字句
(h) 日局に収載されている医薬品以外の医薬品における有効成分の名称及びその分量
(i) 誤って人体に散布、噴霧等された場合に健康被害を生じるおそれがあるものとして厚生労働大臣が指定する医薬品（殺虫剤等）における「注意－人体に使用しないこと」の文字
(j) 適切な保存条件の下で３年を超えて性状及び品質が安定でない医薬品等、厚生労働大臣の指定する医薬品における使用の期限
(k) 配置販売品目以外の一般用医薬品にあっては「店舗専用」の文字
(l) 指定第二類医薬品にあっては、枠の中に「２」の数字

□ 医薬品の販売業の許可　～　許可の更新

医薬品販売業の許可は、６年ごとに、その更新を受けなければ、その期間の経過によって、その効力を失う。

□ 医薬品の販売業の許可　～　店舗販売業

薬局と異なり、薬剤師が従事していても調剤を行うことはできず、要指導医薬品又は一般用医薬品以外の医薬品の販売等は認められていない。

□ 適正な販売広告　～　医薬品の広告の該当基準

医薬品の広告に該当するか否かについては、(1) 顧客を誘引する（顧客の購入意欲を昂進させる）意図が明確であること、(2) 特定の医薬品の商品名（販売名）が明らかにされていること、(3) 一般人が認知できる状態であることのいずれの要件も満たす場合には、広告に該当するものと判断されている。

問題 1 **医薬品医療機器等法の目的**

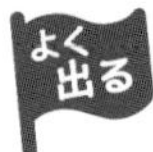

この法律は、医薬品、医薬部外品、化粧品、医療機器及び再生医療等製品（以下「医薬品等」という。）の品質、有効性及び安全性の確保並びにこれらの使用による保健衛生上の危害の発生及び拡大の防止のために必要な規制を行うとともに、指定薬物の規制に関する措置を講ずるほか、医療上特にその必要性が高い医薬品、医療機器及び再生医療等製品の研究開発の促進のために必要な措置を講ずることにより、保健衛生の向上を図ることを目的とする。（医薬品医療機器等法　第一条の条文）

問題 2 **医薬品の定義と範囲**

一般用医薬品及び要指導医薬品の効能効果の表現は、通常、診断疾患名（例えば、胃炎、胃・十二指腸潰瘍等）で示されている。

問題 3 **医薬品の定義と範囲**

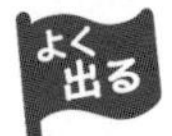

一般用医薬品又は要指導医薬品では、注射等の侵襲性の高い使用方法は用いられていない。

問題 4 **医薬品の定義と範囲**

一般用医薬品及び要指導医薬品は、あらかじめ定められた用量に基づき、適正使用することによって効果を期待するものである。

問題 5 **医薬品の定義と範囲**

要指導医薬品は、厚生労働大臣が薬事・食品衛生審議会の意見を聴いて指定する。

問題 6 **医薬品の定義と範囲**

日本薬局方に収載されている医薬品の中には、一般用医薬品として販売されている、又は一般用医薬品の中に配合されているものもある。

問題 7 **毒薬・劇薬**

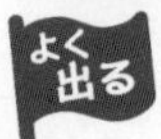

毒薬又は劇薬を、18歳未満の者その他安全な取扱いに不安のある者に交付することは禁止されている。

解答 1
○

設問のとおりである。試験では一部の語句が伏せられ、複数の類語から選ばせる穴埋め選択式の出題となる。「再生医療等製品」「保健衛生」「指定薬物」「研究開発」などの語句が伏せられることが多い。

解答 2
×

一般用医薬品及び要指導医薬品では、一般の生活者が判断できる症状（例えば、胃痛、胸やけ、むかつき、もたれ等）で示されている。

解答 3
○

設問のとおりである。一般用医薬品及び要指導医薬品は「需要者の選択により使用されることが目的とされているもの」である。

解答 4
○

設問のとおりである。ちなみに、医療用医薬品は医師または歯科医師が診察をして患者の容態に合わせて処方量を決めて交付するものである。

解答 5
○

設問のとおりである。試験では「薬事・食品衛生審議会」を他の語句に変え、誤った設問として出題されるケースも見られる。

解答 6
○

設問のとおりである。こうした医薬品は少なくない。

解答 7
×

毒薬または劇薬は、14歳未満の者その他安全な取扱いに不安のある者に交付することが禁止されている。

問題 8 **毒薬・劇薬**
一般用医薬品で毒薬又は劇薬に該当するものはない。

問題 9 **毒薬・劇薬**
要指導医薬品で毒薬又は劇薬に該当するものはない。

問題 10 **毒薬・劇薬**
業務上劇薬を取り扱う者は、劇薬を他の物と区別して貯蔵、陳列しなければならず、貯蔵、陳列する場所については、かぎを施さなければならない。

問題 11 **毒薬・劇薬**
毒薬については、それを収める直接の容器又は被包に、白地に黒枠、黒字をもって、当該医薬品の品名及び「毒」の文字が記載されていなければならない。

問題 12 **毒薬・劇薬**
劇薬の直接の容器または直接の被包には、赤地に白枠、白字をもって当該医薬品の品名および「劇」の文字が記載されている。

問題 13 **一般用医薬品のリスク区分**
第一類医薬品には、その副作用等により日常生活に支障を来す程度の健康被害が生ずるおそれがあるすべての一般用医薬品が指定される。

問題 14 **一般用医薬品のリスク区分**
第二類医薬品のうち、「特別の注意を要するものとして厚生労働大臣が指定するもの」を「指定第二類医薬品」としている。

問題 15 **一般用医薬品のリスク区分**
第三類医薬品は、副作用等により身体の変調や不調が起こるおそれのない一般用医薬品である。

解答 8
○
設問のとおりである。現在のところ、該当するものはない。

解答 9
×
要指導医薬品で毒薬または劇薬に該当することはある。

解答 10
×
「劇薬を他の物と区別して貯蔵、陳列」は正しいが、かぎを施さなければならないとされているのは「毒薬」を貯蔵、陳列する場所である。

解答 11
×
正しくは、毒薬については「黒地に白枠、白字をもって」である。

解答 12
×
正しくは、劇薬については「白地に赤枠、赤字をもって」である。

解答 13
×
「すべての」ではなく、正しくは「その使用に関し特に注意が必要なものとして厚生労働大臣が指定するもの」が指定される。

解答 14
○
設問のとおりである。医薬品医療機器等法第36条の7第1項第2号にて定められている。

解答 15
×
第三類医薬品は、日常生活に支障を来す程度ではないが、副作用等により身体の変調・不調が起こるおそれはあるとされている。

問題 16 **一般用医薬品のリスク区分**

第三類医薬品に分類されている医薬品について、第一類医薬品又は第二類医薬品に分類が変更されることはない。

問題 17 **一般用医薬品のリスク区分**

一般用医薬品は、購入者等がそのリスクの程度について判別しやすいよう、各製品の外部の容器又は被包に、当該医薬品が分類されたリスク区分ごとに定められた事項を記載することが義務づけられている。

問題 18 **一般用医薬品のリスク区分**

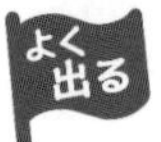

医薬品の直接の容器又は被包に記載しなければならない法定表示事項には「製造番号又は製造記号」「重量、容量又は個数等の内容量」「製造業者の氏名又は名称及び住所」「指定第二類医薬品にあっては、枠の中に「2」の数字」などがある。なお、医薬品医療機器等法施行規則で定める表示の特例に関する規定は考慮しなくてよい。

問題 19 **医薬部外品、化粧品、保健機能食品等**

化粧品は、「人の身体を清潔にし、美化し、魅力を増し、容貌を変え、又は皮膚若しくは毛髪を健やかに保つ」の範囲内においてのみ効能効果を表示・標榜することが認められている。

問題 20 **医薬部外品、化粧品、保健機能食品等**

人の疾病の診断、治療若しくは予防に使用されること、又は人の身体の構造若しくは機能に影響を及ぼすことを目的とするものは、化粧品に含まれない。

問題 21 **医薬部外品、化粧品、保健機能食品等**

医薬部外品は、その効能効果があらかじめ定められた範囲内であって、成分や用法等に照らして人体に対する作用が緩和であることを要件として、医薬品的な効能効果を表示・標榜することが認められている。

解答 16
×

第三類医薬品に分類されている医薬品について、日常生活に支障を来す程度の副作用を生じるおそれがあることが明らかとなった場合には、第一類医薬品または第二類医薬品に分類が変更されることもある。

解答 17
○

設問のとおりである。一般用医薬品の製造販売を行う製薬企業において義務づけられている。

解答 18
×

「製造番号または製造記号」……正しい。「重量、容量または個数等の内容量」……正しい。「製造業者の氏名または名称及び住所」……正しくは「製造販売業者等の氏名または名称及び住所」である。「指定第二類医薬品にあっては、枠の中に『2』の数字」……正しい。

解答 19
○

設問のとおりである。医薬品的な効能効果を表示・標榜することは一切認められていない。

解答 20
○

設問のとおりである。化粧品は、人の身体を清潔にし、美化することなどが目的となる。

解答 21
○

設問のとおりである。医薬品医療機器等法において認められている。

問題 22 **医薬部外品、化粧品、保健機能食品等**

医薬部外品の直接の容器又は直接の被包には、「医薬部外品」の文字の表示が義務付けられている。

問題 23 **医薬部外品、化粧品、保健機能食品等**

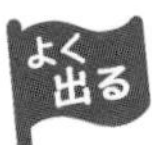

化粧品を、業として、販売する場合は、販売業の許可が必要である。

問題 24 **医薬部外品、化粧品、保健機能食品等**

医薬部外品を、業として、製造販売する場合は、製造販売業の許可が必要である。

問題 25 **医薬部外品、化粧品、保健機能食品等**

医薬部外品を販売する場合には、医薬部外品販売業の許可が必要である。

問題 26 **医薬部外品、化粧品、保健機能食品等**

衛生害虫類（ねずみ、はえ、蚊、のみその他これらに類する生物）の防除のため使用される製品群には、直接の容器又は直接の被包に「防除用医薬部外品」と記載されていなければならない。

問題 27 **医薬部外品、化粧品、保健機能食品等**

薬用化粧品類、薬用石けん、薬用歯みがき類は、医薬部外品として承認されている。

問題 28 **医薬部外品、化粧品、保健機能食品等**

化粧品の成分本質（原材料）には、原則として医薬品の成分を配合してはならない。

問題 29 **医薬部外品、化粧品、保健機能食品等**

機能性表示食品は、事業者の責任において、科学的根拠に基づいた機能性を表示し、あらかじめ厚生労働大臣の許可を受けたものである。

解答22 ○
設問のとおりである。医薬品医療機器等法第59条において表示が義務付けられている。

解答23 ×
医薬品のような販売業の許可は不要で、一般小売店にて販売等ができる。

解答24 ○
設問のとおりである。試験では「許可」を「届出」などに変えた誤った設問として出題されるケースも見られる。

解答25 ×
医薬品のような販売業の許可は不要で、一般小売店にて販売等ができる。

解答26 ○
設問のとおりである。こうした製品群は用法用量や使用上の注意を守った適正な使用が他の医薬部外品と比べてより重要であるため、各製品の容器や包装等に識別表示がなされている。

解答27 ○
設問のとおりである。化粧品としての使用目的を有する製品について、一定条件のもと、医薬部外品の枠内で承認されている。

解答28 ○
設問のとおりである。配合が認められる場合にあっても、添加物として使用されているなど、薬理作用が期待できない量以下に制限されている。

解答29 ×
「あらかじめ〜許可を受けたもの」ではなく、「販売前に安全性及び機能性の根拠に関する情報などが消費者庁長官へ届け出られたもの」である。

問題30 **医薬部外品、化粧品、保健機能食品等**

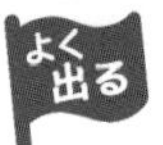

葉酸を栄養成分として含有している栄養機能食品は、「本品は、胎児の正常な発育に寄与する栄養素ですが、多量摂取により胎児の発育が良くなるものではありません。」の注意喚起の表示が必須である。

問題31 **医薬部外品、化粧品、保健機能食品等**

特別用途食品（特定保健用食品を除く。）は、乳児、幼児、妊産婦または病者の発育または健康の保持もしくは回復の用に供することが適当な旨を医学的・栄養学的表現で記載し、かつ、用途を限定したものである。

問題32 **医薬部外品、化粧品、保健機能食品等**

機能性表示食品は、販売前に安全性及び機能性に関する審査を受け、消費者庁長官の個別の許可を取得することが必要である。

問題33 **医薬部外品、化粧品、保健機能食品等**

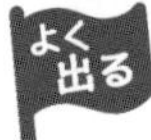

特定保健用食品は、健康増進法の規定に基づく許可又は承認を受けて、食生活において特定の保健の目的で摂取をする者に対し、その摂取により当該保健の目的が期待できる旨の表示をする食品である。

問題34 **生物由来製品**

現在のところ、生物由来製品として指定された一般用医薬品又は要指導医薬品はない。

問題35 **医薬品の定義と範囲**

医薬品医療機器等法第２条第１項において、「医薬品」とは、日本薬局方に収められている物と規定されている。

解答30 ○

設問のとおりである。試験では「この注意喚起の表示が必要なものは？」として、「葉酸」「亜鉛」「ビタミンA」「マグネシウム」など複数の語句から正答を選ぶ選択式の出題となるケースが見られる。

解答31 ○

設問のとおりである。特定保健用食品を除く特別用途食品は、健康増進法の規定に基づき、「特別の用途に適する旨の表示」をする許可または承認を受けた食品である。

解答32 ×

機能性表示食品は、特定保健用食品とは異なり、消費者庁長官の個別の許可を受けたものではない。

解答33 ○

設問のとおりである。このほか、特定保健用食品は、個別に生理機能や特定の保健機能を示す有効性や安全性等に関する審査を受け、許可または承認を取得することが必要である。

解答34 ○

設問のとおりである。医薬部外品、化粧品においても同様に、指定されたものはない。

解答35 ○

設問のとおりである。試験では「日本薬局方」の語句を伏せ、複数の類語から選ばせる穴埋め選択式の出題となるケースも見られる。

問題 36 **医薬品の定義と範囲**

医薬品医療機器等法第２条第１項において、「医薬品」とは、人又は動物の疾病の診断、治療又は予防に使用されることが目的とされている物であつて、機械器具等（機械器具、歯科材料、医療用品、衛生用品並びにプログラム（電子計算機に対する指令であつて、一の結果を得ることができるように組み合わされたものをいう。以下同じ。）及びこれを記録した記録媒体をいう。以下同じ。）でないもの（医薬部外品及び再生医療等製品を除く。）と規定されている。

問題 37 **医薬品の販売業の許可**

医薬品の販売業の許可は、医薬品医療機器等法第25条において、店舗販売業の許可、配置販売業の許可又は卸売販売業の許可の３種類に分けられている。

問題 38 **医薬品の販売業の許可**

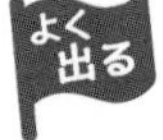

医薬品の販売業の許可は、６年ごとに、その更新を受けなければ、その期間の経過によって、その効力を失う。

問題 39 **医薬品の販売業の許可**

薬局開設者が薬剤師でないときは、その薬局で薬事に関する実務に従事する薬剤師のうちから管理者を指定して実地に管理させなければならない。

問題 40 **医薬品の販売業の許可**

調剤を実施する薬局は、医療法における医療提供施設として位置づけられている。

問題 41 **医薬品の販売業の許可**

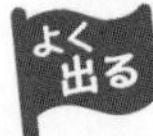

薬局における医薬品の販売行為は、薬局の業務に付随して行われる行為であるため、医薬品の販売業の許可は必要としない。

解答 36
○

設問のとおりである。試験では「**人又は動物**」「**診断、治療又は予防**」「**医療用品**」「**医薬部外品**」などの語句が伏せられ、複数の類語から選ばせる穴埋め選択式の出題となるケースも見られる。

解答 37
○

設問のとおりである。試験では、いずれかの販売業を「薬局」「一般販売業」などの語句に差し替えた誤った設問として出題されるケースも見られる。

解答 38
○

設問のとおりである。**6年ごとの更新**は**薬局**の場合にも**適用**される。また、試験では年数を「5年」などに変えた誤った設問として出題されるケースも見られる。

解答 39
○

設問のとおりである。試験では「薬局開設者が登録販売者であるときは、自ら管理者となることができる」など類似の誤った設問として出題されるケースも見られる。

解答 40
○

設問のとおりである。医療法（昭和23年法律第205号）第1条の2第2項にて規定されている。

解答 41
○

設問のとおりである。薬局の許可と併せて、別途店舗販売業の許可を受ける必要はない。

問題42 **医薬品の販売業の許可**

卸売販売業の許可を受けた者は、業として一般の生活者に対して直接医薬品を販売することができる。

問題43 **医薬品の販売業の許可**

医薬品を取り扱う場所であって、薬局として開設の許可を受けていないものについては、病院又は診療所の調剤所を除き、薬局の名称を付してはならない。

問題44 **医薬品の販売業の許可**

医薬品の販売業の許可を受ければ、販売のために医薬品をあらかじめ小分けすることができる。

問題45 **医薬品の販売業の許可**

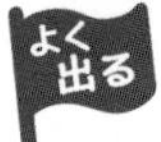

店舗管理者は、その店舗の所在地の都道府県知事（その店舗の所在地が保健所を設置する市又は特別区の区域にある場合においては、市長又は区長）の許可を受けた場合を除き、その店舗以外の場所で業として店舗の管理その他薬事に関する実務に従事する者であってはならない。

問題46 **医薬品の販売業の許可**

過去５年間のうち通算２年以上登録販売者として業務に従事した者は、第一類医薬品を販売する店舗の店舗管理者となることができる。

問題47 **医薬品の販売業の許可**

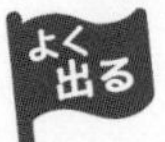

薬剤師が従事している店舗販売業の店舗においては、調剤を行うことが認められている。

解答 42
×
医薬品の販売業のうち、一般の生活者に対して医薬品を販売等することができるのは、店舗販売業及び配置販売業の許可を受けた者だけである。

解答 43
○
設問のとおりである。本規定に違反した者については「三十万円以下の罰金に処する」こととされている。

解答 44
×
医薬品をあらかじめ小分けし、販売する行為は、無許可製造、無許可製造販売に該当するため、認められない。

解答 45
○
設問のとおりである。試験では「～の許可を受けた」を「～に届出をした」などに変えた誤った設問として出題されるケースも見られる。

解答 46
×
第一類医薬品を販売する店舗の店舗管理者となれる登録販売者の条件としては、①法定の要件にあてはまる薬局、店舗販売業または配置販売業にて、②登録販売者として３年以上（従事期間が月単位で計算して、１か月に80時間以上従事した月が36か月以上、または、従事期間が通算３年以上あり、かつ、過去５年間において合計2,880時間以上）業務に従事した者であって、その店舗で医薬品販売等に関する業務に従事するものでなくてはならず、さらに、③この場合は店舗管理者を補佐する薬剤師を置かなければならない。

解答 47
×
薬局とは異なり、店舗販売業では、薬剤師が従事していても調剤を行うことは認められていない。

問題 48 **医薬品の販売業の許可**

配置販売業の許可は、一般用医薬品を、配置により販売又は授与する業務について、配置しようとする区域をその区域に含む都道府県ごとに、その都道府県知事が与える。

問題 49 **医薬品の販売業の許可**

配置販売業では、医薬品を開封して分割販売することができる。

問題 50 **医薬品の販売業の許可**

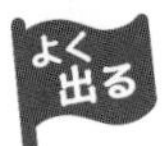

配置販売業者又はその配置員は、その住所地の都道府県知事が発行する身分証明書の交付を受け、かつ、これを携帯しなければ、医薬品の配置販売に従事してはならない。

問題 51 **医薬品の販売業の許可**

配置販売業者又はその配置員は、医薬品の配置販売に従事しようとするときは、配置販売業者の氏名及び住所、配置販売に従事する者の氏名及び住所並びに区域及びその期間を、あらかじめ、配置販売に従事しようとする区域の都道府県知事に届け出なければならない。

問題 52 **医薬品の販売業の許可**

配置販売業者は、一般用医薬品のうち経年変化が起こりにくいこと等の基準（配置販売品目基準）に適合するもの以外の医薬品を販売してはならない。

問題 53 **医薬品の販売業の許可**

配置販売業は、購入者の居宅に医薬品をあらかじめ預けておき、購入者がこれを使用した後でなければ代金請求権を生じないといった販売形態である。

問題 54 **医薬品の販売業の許可**

薬局開設者が、配置による販売又は授与の方法で医薬品を販売等しようとする場合には、別途、配置販売業の許可を受ける必要はない。

解答48 ○

設問のとおりである。医薬品医療機器等法にて、そのように定められている。

解答49 ×

配置販売業では、医薬品を開封して分割販売することは禁止されている。

解答50 ○

設問のとおりである。試験では「その住所地の都道府県知事」の部分を、「配置販売に従事しようとする区域の都道府県知事」などに変えた誤った設問として出題されるケースも見られる。

解答51 ○

設問のとおりである。試験では「あらかじめ」を「配置販売に従事してから30日以内に」などに変えた誤った設問として出題されるケースも見られる。

解答52 ○

設問のとおりである。本規定に違反した者は「３年以下の懲役もしくは300万円以下の罰金に処し、またはこれを併科する」こととされている。

解答53 ○

設問のとおりである。こうした販売形態のため、問題52のように、配置販売業者は経年変化が起こりにくいこと等の基準に適合するもの以外の医薬品を販売等してはならないこととされている。

解答54 ×

設問の場合、別途、配置販売業の許可を受ける必要がある（店舗販売業者の場合も同様となる）。

問題55 **リスク区分に応じた情報提供**

店舗販売業者が第一類医薬品を販売又は授与する場合には、その店舗において医薬品の販売又は授与に従事する薬剤師又は登録販売者に、書面を用いて、必要な情報を提供させなければならない。

問題56 **リスク区分に応じた情報提供**

薬局開設者が要指導医薬品を販売する場合には、その薬局において医薬品の販売に従事する薬剤師に、対面により、書面を用いて、必要な情報を提供させ、必要な薬学的知見に基づく指導を行わせなければならない。

問題57 **リスク区分に応じた情報提供**

店舗販売業者において、第三類医薬品を購入した者から相談があった場合、医薬品の販売又は授与に従事する薬剤師又は登録販売者に、必要な情報を提供させることが望ましいものの、特に法令上規定は設けられていない。

問題58 **リスク区分に応じた情報提供**

指定第二類医薬品を販売又は授与する場合には、当該指定第二類医薬品を購入しようとする者等が、禁忌事項を確認すること及び当該医薬品の使用について薬剤師又は登録販売者に相談することを勧める旨を確実に認識できるようにするために必要な措置を講じなければならない。

問題59 **リスク区分に応じた情報提供**

第一類医薬品を販売する場合には、購入者から説明を要しない旨の意思の表明があり、薬剤師が、当該第一類医薬品が適正に使用されると認められると判断した場合には、情報提供は必ずしも必要ではない。

問題60 **リスク区分に応じた陳列等**

配置販売業者は、一般用医薬品を陳列する場合は、第一類医薬品、第二類医薬品及び第三類医薬品の区分ごとに陳列しなければならない。

解答55
×

「薬剤師または登録販売者」ではなく「薬剤師」でなければならない。また、試験では、設問に「ただし、薬剤師等に販売し、または授与するときは、この限りでない」旨の記述が設問に付記されることもある（解答は同じく「×」）。

解答56
○

設問のとおりである。店舗販売業者も同様となる。試験では「薬剤師、薬局開設者、医薬品の製造販売業者、製造業者もしくは販売業者、医師、歯科医師もしくは獣医師または病院、診療所もしくは飼育動物診療施設の開設者に販売し、または授与する場合は除く」旨の記述が設問に付記されることもある（解答は同じ）。

解答57
×

薬局開設者または店舗販売業者は、一般用医薬品を購入した者などから相談があった場合には、医薬品の販売または授与に従事する薬剤師または登録販売者に、必要な情報を提供させなければならないと医薬品医療機器等法で定められている。

解答58
○

設問のとおりである。設問の規定は指定第二類医薬品について当てはまるものであり、第二類医薬品全般に対してのものではない。

解答59
○

設問のとおりである。この例外規定は、薬局、店舗販売業、配置販売業ともに適用される。

解答60
○

設問のとおりである。併せて、第一類医薬品、第二類医薬品及び第三類医薬品を混在させないように配置しなければならない。

問題61 **リスク区分に応じた情報提供**

薬局開設者又は店舗販売業者は、第二類医薬品の適正な使用のため、第二類医薬品を販売し、又は授与する場合には、厚生労働省令で定めるところにより、その薬局又は店舗において医薬品の販売又は授与に従事する薬剤師に、必要な情報を提供させなければならない。

問題62 **リスク区分に応じた陳列等**

店舗販売業者は、要指導医薬品と一般用医薬品を混在しないように陳列しなければならない。

問題63 **リスク区分に応じた陳列等**

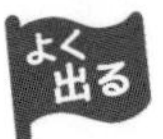

店舗販売業者は、医薬品を他の物と区別して貯蔵し、又は陳列しなければならない。

問題64 **リスク区分に応じた陳列等**

薬局開設者は、一般用医薬品を陳列する場合、第一類医薬品、第二類医薬品および第三類医薬品は混在させないように陳列しなければならない。

問題65 **リスク区分に応じた陳列等**

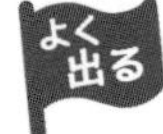

薬局開設者は、要指導医薬品を薬局等構造設備規則に規定する要指導医薬品陳列区画の内部の陳列設備、鍵をかけた陳列設備、又は要指導医薬品を購入しようとする者等が直接手の触れられない陳列設備に陳列しなければならない。

問題66 **リスク区分に応じた陳列等**

指定第二類医薬品は、構造設備規則に規定する「情報提供を行うための設備」から7メートル以内の範囲に陳列しなければならない。ただし、次の場合を除く。i）鍵をかけた陳列設備に陳列する場合　ii）指定第二類医薬品を陳列する陳列設備から1.2メートルの範囲に、医薬品を購入しようとする者等が進入することができないよう必要な措置が取られている場合

解答61
×

「薬剤師に」ではなく、「薬剤師または登録販売者に」、また、第二類医薬品の情報提供は努力義務のため、「提供させなければならない」ではなく、「提供させるよう努めなければならない」が正しい回答となる。

解答62
○

設問のとおりである。薬局開設者に対しても同様となる。

解答63
○

設問のとおりである。薬局開設者に対しても同様となる。

解答64
○

設問のとおりである。店舗販売業者に対しても同様となる。

解答65
○

設問のとおりである。店舗販売業者も同様となる。試験では「必ず鍵をかけた陳列設備に陳列しなければならない」など類似の文言を用いた誤った設問として出題されるケースも見られる。

解答66
○

設問のとおりである。試験では「7メートル」「1.2メートル」の数値を変えたり、「情報提供を行うための設備」を「第一類医薬品陳列区画」などに、また「指定第二類」を「第一類」「第二類」「第三類」などに差し替えた誤った設問として出題されるケースも見られる。

問題67 **リスク区分に応じた陳列等**

薬局開設者又は店舗販売業者は、要指導医薬品又は一般用医薬品を販売し、又は授与しない時間は、要指導医薬品又は一般用医薬品を通常陳列し、又は交付する場所を閉鎖しなければならない。

問題68 **薬局または店舗における掲示**

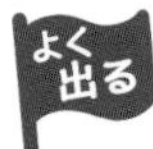

店舗販売業者は店舗の見やすい位置に掲示板で「店舗に勤務する者の名札等による区別に関する説明」や「取り扱う要指導医薬品及び一般用医薬品の区分」を掲示しなければならない。

問題69 **特定販売**

特定販売とは、その薬局又は店舗におけるその薬局又は店舗以外の場所にいる者に対する一般用医薬品又は医療用医薬品（毒薬及び劇薬であるものを除く。）の販売又は授与をいう。

問題70 **特定販売**

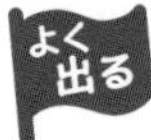

特定販売を行う場合は、当該薬局以外の場所に貯蔵し、又は陳列している一般用医薬品を販売又は授与することができる。

問題71 **特定販売**

特定販売を行う場合であれば、一般用医薬品を購入しようとする者から対面または電話により相談応需の希望があったとしても、対面または電話によらず情報提供を行えばよい。

問題72 **特定販売**

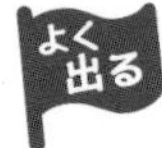

薬局開設者又は店舗販売業者が、インターネットを利用して特定販売を行うことについて広告をするとき、ホームページに、見やすく必ず表示しなければならない情報は、1）薬局製造販売医薬品又は一般用医薬品の陳列の状況を示す写真　2）特定販売を行う薬局製造販売医薬品又は一般用医薬品の使用期限　3）薬局又は店舗の主要な外観の写真　4）現在勤務している薬剤師又は登録販売者の写真、などがある。

解答67
○

設問のとおりである。こうしたケースはディスカウントストアやホームセンター内の薬局、医薬品売り場などでよく見られる。

解答68
○

設問のとおりである。薬局の場合も同様となる。掲示しなければならない情報はほかに「相談時及び緊急時の電話番号その他連絡先」「個人情報の適正な取扱いを確保するための措置」などがある。

解答69
×

「医療用医薬品」ではなく、正しくは「薬局製造販売医薬品」である。このほか試験では同じ箇所を「要指導医薬品」などの類語に差し替えた誤った設問として出題されるケースも見られる。

解答70
×

「当該薬局以外の場所」ではなく、正しくは「当該薬局」である。この規定は店舗販売業にも当てはまり、その場合は「当該店舗」となる。

解答71
×

特定販売を行う場合であっても、設問のとおり希望があれば、対面または電話により情報提供を行わせなければならない。

解答72
×

1）2）3）は設問のとおりである。4）は「写真」ではなく、正しくは「別（薬剤師、登録販売者の区別）およびその氏名」である。

問題73 **特定販売**

特定販売を行うことについてインターネットを利用して広告をするときは、都道府県知事（その薬局又は店舗の所在地が保健所を設置する市又は特別区の区域にある場合においては、市長又は区長。）及び厚生労働大臣が容易に閲覧することができるホームページで行わなければならない。

問題74 **その他の遵守事項等**

店舗販売業者はその店舗において医薬品の販売等に従事する薬剤師、登録販売者又は一般従事者であることが容易に判別できるようその店舗に勤務する者に名札を付けさせることその他必要な措置を講じなければならない。

問題75 **その他の遵守事項等**

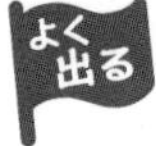

濫用等のおそれのあるものとして厚生労働大臣が指定する医薬品（平成26年厚生労働省告示第252号）に該当する有効成分としては、「プソイドエフェドリン」「エフェドリン」「ブロモバレリル尿素」「ジヒドロコデイン（鎮咳去痰薬に限る。）」（それぞれ、その水和物及びそれらの塩類を含む。）などがある。

問題76 **その他の遵守事項等**

薬局開設者は、医薬品を競売に付してはならない。

問題77 **適正な販売広告**

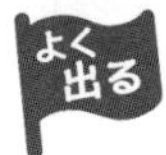

医薬関係者は、医薬品、医薬部外品、化粧品、医療機器又は再生医療等製品の名称、用法、用量、効能、効果又は性能に関して、明示的であると暗示的であるとを問わず、虚偽又は誇大な記事を広告し、記述し、又は掲示してはならない。

解答73 ○

設問のとおりである。薬局、店舗販売業ともに当てはまる。

解答74 ○

設問のとおりである。この遵守事項は「店舗販売業者」のほか、「薬局開設者」「配置販売業者」に対しても同様に適用されている。

解答75 ○

設問のとおりである。ほかに設問のように指定される医薬品には、「コデイン（鎮咳去痰薬に限る。）」「メチルエフェドリン（鎮咳去痰薬のうち、内用液剤に限る。）」がある。

解答76 ○

設問のとおりである。店舗販売業者に対しても同様に適用される。

解答77 ×

誤っている部分は全部で３ヶ所。ひとつ目は「医薬関係者は」→「何人も」、ふたつ目が「用法、用量」→「製造方法」、最後が「掲示」→「流布」である。また試験では、これらの語句が伏せられ、複数の類語から選ばせる穴埋め選択式の設問として出題されるケースも見られる。

問題78 **適正な販売広告**

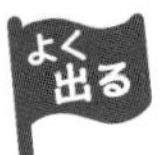

医薬品の広告に該当するか否かについては、1）顧客を誘引する意図が明確であること、2）特定の医薬品の商品名（販売名）が明らかにされていること、3）一般人が認知できる状態であることのいずれかの要件を満たす場合に、広告に該当すると判断されている。

問題79 **適正な販売広告**

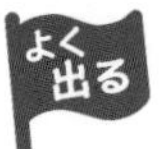

POP広告（小売店に設置されているポスター、ステッカー、ディスプレーなどによる店頭・店内広告）は、医薬品の広告に該当しない。

問題80 **適正な販売広告**

一般用医薬品と同じ有効成分を含有する医療用医薬品の効能効果をそのまま標榜することは、承認されている内容を正確に反映した広告といえない。

問題81 **適正な販売広告**

医薬品の有効性又は安全性について、それが確実であることを保証するような表現がなされた広告は、明示的・暗示的を問わず、虚偽又は誇大な広告とみなされる。

問題82 **適正な販売広告**

医薬関係者や医療機関が推薦している旨の広告については、仮に事実であったとしても、原則として不適当とされている。

問題83 **適正な販売広告**

医師が医薬品の効能、効果を保証した旨の記事は、その内容が事実であれば広告することができる。

問題84 **適正な販売広告**

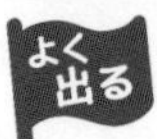

漢方処方製剤の効能効果は、配合されている生薬の作用を個別に挙げて説明することが適当である。

解答78 ×

「いずれかの要件を満たす場合」ではなく、正しくは「いずれの要件も満たす場合」である。このほか試験では「明確である」「商品名（販売名）」「一般人」などを伏せて複数の類語から選ばせる、穴埋め選択式の設問として出題されるケースも見られる。

解答79 ×

一般用医薬品の販売広告としては、製薬企業等の依頼によりマスメディアを通じて行われるもののほか、薬局、店舗販売業または配置販売業において販売促進のため用いられるPOP広告等や、チラシ、ダイレクトメール（電子メールを含む）なども含まれる。

解答80 ○

設問のとおりである。事実に反する認識を与えるおそれがあるとして規制されている。

解答81 ○

設問のとおりである。はっきりとした表現でなく、ほのめかすようなものでも不適切とみなされることがある。

解答82 ○

設問のとおりである。医薬関係者、医療機関などが公認、推薦等している旨の広告は、一般生活者への影響が大きいことを考え、仮に事実でも、原則不適当とされている。

解答83 ×

医師その他の者が保証したと誤解されるおそれがある記事を広告することは誇大広告等にあたるとされ、してはならないことと定められている。

解答84 ×

漢方処方製剤の効能効果は配合されている個々の生薬成分が相互に作用しているため、構成生薬の作用を個別に挙げて説明することは不適当である。

問題85 **適正な販売広告**

医薬品の使用前・使用後に関わらず図面・写真等を掲げる際には、効能効果の保証表現となるものは認められない。

問題86 **適正な販売広告**

チラシやパンフレット等の同一紙面に、医薬品と、食品、化粧品、雑貨類等の医薬品ではない製品を併せて掲載することはできない。

問題87 **適正な販売広告**

医薬品において、「天然成分を使用しているので副作用がない。」という事実に反する広告表現は、過度の消費や乱用を助長するおそれがあるだけでなく、虚偽誇大な広告にも該当する。

問題88 **適正な販売広告**

承認前の医薬品については、承認申請中である旨の記載があれば、効能、効果等に関する広告をすることができる。

問題89 **適正な販売広告**

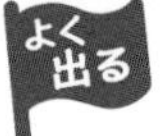

医薬品医療機器等法では、医薬品の誇大広告等の禁止は、広告等の依頼主だけでなく、その広告等に関与するすべての人が対象となる。

問題90 **不適正な販売方法**

キャラクターグッズ等の景品類を提供して医薬品を販売することは、不当景品類および不当表示防止法の限度内であっても認められていない。

問題91 **不適正な販売方法**

医薬品を懸賞や景品として授与することは、原則として認められていない。

解答 85
○
設問のとおりである。医薬品医療機器等法の改正により、使用前・使用後だけでなく、図面・写真等を掲げる際には効能効果等の保証表現となるものは認められていない。

解答 86
×
同一紙面上に医薬品と医薬品でない製品を載せること自体に問題はない。

解答 87
○
設問のとおりである。このほか「いくら飲み続けても副作用がない」といった広告表現も同様の理由で規制の対象となる。

解答 88
×
未承認の医薬品の名称、製造方法、効能、効果または性能に関する広告は禁止されている。

解答 89
○
設問のとおりである。このためマスメディアによる宣伝広告に関して、業界団体の自主基準のほか、広告媒体側の関係団体においても自主的な広告審査等が行われている。

解答 90
×
不当景品類及び不当表示防止法の限度内であれば認められている。

解答 91
○
設問のとおりである。法令により規定されている。

問題92 **不適切な販売方法**

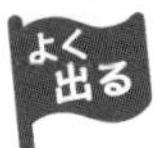

配置販売業において、医薬品を先用後利によらず現金売りを行うことは、認められていない。

問題93 **不適切な販売方法**

許可を受けた薬局や店舗以外の場所に医薬品を貯蔵又は陳列し、そこを拠点として販売する場合は、取締りの対象となる。

問題94 **行政庁の監督指導、苦情相談窓口**

都道府県知事等は、店舗販売業における一般用医薬品の販売等を行うための業務体制が、基準（薬局並びに店舗販売業及び配置販売業の業務を行う体制を定める省令）に適合しなくなった場合、店舗管理者に対して、その業務体制の整備を命ずることができる。

問題95 **行政庁の監督指導、苦情相談窓口**

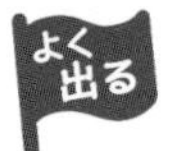

都道府県知事等は、配置販売業の配置員が、その業務に関し、法若しくはこれに基づく命令又はこれらに基づく処分に違反する行為があったときは、その配置販売業者に対して、期間を定めてその配置員による配置販売の業務の停止を命ずることができ、また、必要があるときは、その配置員に対しても、期間を定めて業務の停止を命ずることができる。

問題96 **行政庁の監督指導、苦情相談窓口**

都道府県知事等は、薬事監視員に薬局開設者又は医薬品の販売業者が医薬品を業務上取り扱う場所に立ち入らせ、帳簿書類を収去させることができる。

問題97 **行政庁の監督指導、苦情相談窓口**

都道府県知事等は、薬事監視員に無承認無許可医薬品、不良医薬品又は不正表示医薬品等の疑いのある物を、試験のため必要な最少分量に限り、収去させることができる。

解答92
○
設問のとおりである。設問内容は配置による販売行為に当たらないため、取締りの対象となる。

解答93
○
設問のとおりである。薬局及び店舗販売業において、設問のような販売方法は店舗による販売等に当たらないため違法となる。

解答94
×
「店舗管理者に対して」ではなく、正しくは「医薬品の販売業者に対して」である。また、薬局の場合も同様に、薬局開設者に対して命ずることができる。

解答95
○
設問のとおりである。試験では「配置販売業者のみ」あるいは「配置員のみ」に対する業務停止命令が行える旨の誤った内容の設問として出題されるケースも見られる。また「都道府県知事等」「配置販売業者」「期間」などの語句が伏せられ、類語から選ばせる穴埋め選択式の出題となることもある。

解答96
×
「帳簿書類を収去」ではなく、正しくは「帳簿書類を検査」である。

解答97
○
設問のとおりである。必要があると認めるときにはこうした立入検査等を行うことができる。

問題 98　行政庁の監督指導、苦情相談窓口

行政庁の監視指導において、薬剤師や登録販売者を含む従業員が、薬事監視員の質問に対して虚偽の答弁を行うことは、罰則の適用対象である。

解答98

○

設問のとおりである。薬剤師や登録販売者を含む従業員が、薬事監視員の質問に正当な理由なく答弁しなかったり、虚偽の答弁を行った場合、「五十万円以下の罰金に処する」こととされている。

今日のまとめ

高出題率パート Pick Up!

頻出項目を絞り込み！集中的に覚えよう！

□ 薬局または店舗における掲示

薬局開設者又は店舗販売業者は、薬局又は店舗の利用に必要な以下の情報を、薬局又は店舗の見やすい位置に掲示板で掲示しなければならない。

【薬局又は店舗の管理及び運営に関する事項】

①許可の区分の別
②開設者の氏名又は名称、許可証の記載事項
③管理者の氏名
④勤務する薬剤師又は第十五条第二項本文に規定する登録販売者以外の登録販売者若しくは同項本文に規定する登録販売者の別、その氏名及び担当業務
⑤取り扱う要指導医薬品及び一般用医薬品の区分
⑥薬局、店舗に勤務する者の名札等による区別に関する説明
⑦営業時間、営業時間外で相談できる時間及び営業時間外で医薬品の購入、譲受けの申込みを受理する時間
⑧相談時及び緊急時の電話番号その他連絡先

【薬局製造販売医薬品、要指導医薬品及び一般用医薬品の販売制度に関する事項】

①要指導医薬品、第一類医薬品、第二類医薬品及び第三類医薬品の定義並びにこれらに関する解説
②要指導医薬品、第一類医薬品、第二類医薬品及び第三類医薬品の表示に関する解説
③要指導医薬品、第一類医薬品、第二類医薬品及び第三類医薬品の情報の提供に関する解説
④薬局製造販売医薬品を調剤室以外の場所に陳列する場合にあつては、薬局製造販売医薬品の定義及びこれに関する解説並びに表示、情報の提供及び陳列に関する解説
⑤要指導医薬品の陳列に関する解説
⑥指定第二類医薬品の陳列等に関する解説
⑦指定第二類医薬品を購入し、又は譲り受けようとする場合は、当該指定第二類医薬品の禁忌を確認すること及び当該指定第二類医薬品の使用について薬剤師又は登録販売者に相談することを勧める旨
⑧一般用医薬品の陳列に関する解説
⑨医薬品による健康被害の救済制度に関する解説
⑩個人情報の適正な取扱いを確保するための措置、その他必要事項

医薬品の適正使用・安全対策

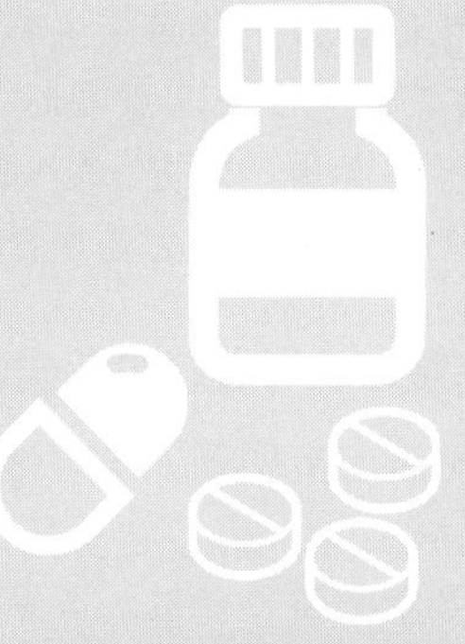

試験直前にも
もう一度チェックしよう！

5日目 医薬品の適正使用・安全対策

Check!

□ 添付文書の読み方 ～ 副作用の記載

①まず一般的な副作用について関係部位別に症状が記載され、続けて、②まれに発生する重篤な副作用について副作用名ごとに症状が記載される。

□ 添付文書の読み方 ～ 使用期限の表示

使用期限は、適切な保存条件の下で製造後３年を超えて性状及び品質が安定であることが確認されている医薬品においては法的な表示義務はない。

□ 添付文書の読み方 ～ 使用上の注意

使用上の注意（次の人は使用（服用）しないこと）の記載例

使用上の注意の記載内容	主な成分	理由
本剤又は本剤の成分、牛乳によるアレルギー症状を起こしたことがある人	タンニン酸アルブミン	タンニン酸アルブミンは、乳製カゼインを由来としているため。
６歳未満の小児	アミノ安息香酸エチル	メトヘモグロビン血症を起こすおそれがあるため。

□ 医薬品の安全対策 ～ 副作用情報等の評価及び措置

各制度により集められた副作用情報は、医薬品医療機器総合機構（PMDA）にて専門委員の意見を聴きながら調査検討が行われ、その結果に基づき、厚生労働大臣は薬事・食品衛生審議会の意見を聴いて、使用上の注意の改訂の指示等を通じた注意喚起のための情報提供や、効能・効果や用法・用量の一部変更、調査・実験の実施の指示、製造・販売の中止、製品の回収等の安全対策上必要な行政措置を講じている。

□ 医薬品による副作用等が疑われる場合の報告の仕方

①医薬品との因果関係が必ずしも明確でない場合であっても報告の対象となり得る。

②安全対策上必要があると認めるときは、医薬品の過量使用や誤用等によるものと思われる健康被害についても報告がなされる必要がある。

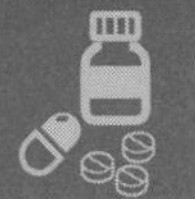

Check!

□ 企業からの副作用等の報告制度 ～ 報告期限

医薬品医療機器等法第68条の10第１項の規定に基づき、医薬品の製造販売業者が製造販売した医薬品について行う副作用等の報告で、15日以内に厚生労働大臣に報告することとされている主な事例を示す。

①医薬品によるものと疑われる副作用症例のうち、使用上の注意から予測できないもので、死亡に至った事例（国内外）

②医薬品によるものと疑われる副作用症例のうち、使用上の注意から予測できない重篤（死亡を除く）な事例（国内外）

③医薬品によるものと疑われる感染症症例のうち、使用上の注意から予測できるもので、死亡に至った事例（国内）

□ 医薬品PLセンター

医薬品副作用被害救済制度の対象とならないケースのうち、製品不良など製薬企業に損害賠償責任がある場合は、同センターへの相談が推奨される。

□ 一般用医薬品に関する主な安全対策 ～ 小柴胡湯による間質性肺炎

小柴胡湯とインターフェロン製剤の併用例による間質性肺炎が報告されたことから、1994年１月、小柴胡湯とインターフェロン製剤の併用を禁忌とする旨の使用上の注意の改訂が行われた。

□ 一般用医薬品に関する主な安全対策 ～ PPA含有医薬品

塩酸フェニルプロパノールアミン（PPA）は、鼻充血や結膜充血を除去し、鼻づまり等の症状の緩和を目的として、鼻炎用内服薬、鎮咳去痰薬、かぜ薬等に配合されていたが、2003年８月までに、同成分配合の一般用医薬品による脳出血等の副作用症例が複数報告され、それらの多くが用法・用量の範囲を超えた使用又は禁忌とされている高血圧症患者の使用によるものであった。そのため、厚生労働省から関係製薬企業等に対して使用上の注意の改訂、情報提供の徹底等を行うとともに、代替成分としてプソイドエフェドリン塩酸塩等への速やかな切替えにつき指示がなされた。

問題 1 **添付文書の読み方**

販売名に薬効名が含まれているような場合には、添付文書における薬効名の記載は省略されることがある。

問題 2 **添付文書の読み方**

医薬品の添付文書では、重要な内容が変更された場合には、改訂年月を記載するとともに改訂された箇所を明示することとされている。

問題 3 **添付文書の読み方**

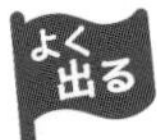

添付文書の内容は、医薬品の有効性・安全性等に係る新たな知見、使用に係る情報に基づき、1年に1回定期的に改訂がなされている。

問題 4 **添付文書の読み方**

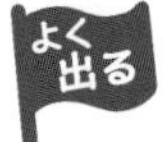

副作用については、まず、まれに発生する重篤な副作用について副作用名ごとに症状が記載され、そのあとに続けて、一般的な副作用について関係部位別に症状が記載されている。

問題 5 **添付文書の読み方**

一般用医薬品の添付文書の「してはいけないこと」には、守らないと症状が悪化する事項、副作用又は事故等が起こりやすくなる事項について記載されている。

問題 6 **医薬品の適正使用情報**

医薬品は、効能・効果、用法・用量、起こり得る副作用等、その適正な使用のために必要な情報（適正使用情報）を伴って初めて医薬品としての機能を発揮するものである。

問題 7 **医薬品の適正使用情報**

要指導医薬品又は一般用医薬品の添付文書や製品表示に記載されている適正使用情報は、医薬品の販売に従事する薬剤師や登録販売者向けの専門的な表現で記載されている。

解答 1
○
設問のとおりである。販売名に薬効名が含まれている例としては「○○○胃腸薬」などがある。

解答 2
○
設問のとおりである。以前からその医薬品を使用している人が、添付文書の変更箇所に注意を払うことができるようになっている。

解答 3
×
医薬品の添付文書の内容は変わらないものではなく、医薬品の有効性・安全性等に係る新たな知見、使用に係る情報に基づき、必要に応じて随時改訂がなされている。

解答 4
×
副作用については、i）まず一般的な副作用について関係部位別に症状が記載され、そのあとに続けて、ii）まれに発生する重篤な副作用について副作用名ごとに症状が記載されている。

解答 5
○
設問のとおりである。医薬品の添付文書の「使用上の注意」の中の一項目である。

解答 6
○
設問のとおりである。このため、添付文書などに記載されている適正使用情報は、その適切な選択、適正な使用を図る上で特に重要である。

解答 7
×
医薬品の販売に従事する薬剤師や登録販売者向けの専門的な表現、ではなく、正しくは「一般の生活者に理解しやすい平易な表現」で記載されている。

問題 8 **医薬品の適正使用情報**

医薬品の販売等に従事する専門家は、医薬品を購入し、又は使用する個々の生活者の状況に応じて、添付文書や製品表示に記載されている内容を的確に理解した上で、積極的な情報提供が必要と思われる事項に焦点を絞り、効果的かつ効率的に説明することが重要である。

問題 9 **添付文書の読み方**

添付文書の販売名の上部には、「使用にあたって、この説明文書を必ず読むこと。また、必要なときに読めるよう大切に保存すること。」等の文言が記載されている。

問題10 **添付文書の読み方**

添付文書は、実際に使用する人やその時の状態によって留意されるべき事項が異なってくるため、必要なときにいつでも取り出して読むことができるように保管する。

問題11 **添付文書の読み方**

一般用医薬品の添付文書の「使用上の注意」に関し、重篤な副作用として、ショック（アナフィラキシー）、皮膚粘膜眼症候群、中毒性表皮壊死融解症、喘息等が掲げられている医薬品では、「本剤又は本剤の成分によりアレルギー症状を起こしたことがある人は注意して使用すること」と記載されている。

問題12 **添付文書の読み方**

一般用医薬品の妊娠検査薬では、使用者が一般の生活者であるので、添付文書等に検出感度は記載されていない。

問題13 **添付文書の読み方**

一般用検査薬では、検査結果が陰性であっても何らかの症状がある場合は、再検査するか又は医師に相談する旨等が、添付文書等に記載されている。

解答 8
○

設問のとおりである。登録販売者にとって大切なスキルであるといえる。

解答 9
○

設問のとおりである。「添付文書の必読及び保管に関する事項」として記載されている。

解答 10
○

設問のとおりである。添付文書は開封時に一度目を通されれば十分というものではない。

解答 11
×

正しくは、「本剤又は本剤の成分によりアレルギー症状を起こしたことがある人は使用しないこと」と記載されている。

解答 12
×

妊娠検査薬では、専門家による購入者等への情報提供の参考として、検出感度も併せて記載されている。

解答 13
○

設問のとおりである。これは「使用上の注意」の「相談すること」の項に記載されている。

問題 14 **添付文書の読み方**

医薬品の保管及び取扱いに関して、添付文書等に、「直射日光の当たらない（湿気の少ない）涼しい場所に（密栓して）保管すること」と記載されている錠剤、カプセル剤、散剤は、開封後は冷蔵庫内に保管されるのが望ましい。

問題 15 **添付文書の読み方**

家庭内において、小児が容易に手に取れる場所や目につくところに医薬品が置かれていた場合の誤飲事故が多く報告されている。

問題 16 **添付文書の読み方**

一般用医薬品の保管及び取扱い上の注意に関して、点眼薬は、長期間の保存に適さないので、家族で共用し、できる限り早期に使い切ることが望ましい。

問題 17 **製品表示の読み方**

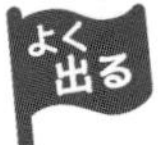

添付文書等への使用期限の表示は、適切な保存条件の下で製造後１年を超えて性状及び品質が安定であることが確認されている医薬品においては、医薬品医療機器等法上の表示義務はない。

問題 18 **製品表示の読み方**

「保管及び取扱い上の注意」の項のうち、医薬品の保管に関する事項は、添付文書を見なくても確認できるよう、医薬品の容器や包装にも記載されている。

問題 19 **製品表示の読み方**

一般用医薬品の添付文書において、１回服用量中0.1mlを超えるアルコールを含有する内用液剤（滋養強壮を目的とするもの）については、アルコールを含有する旨及びその分量が記載されている。

問題 20 **製品表示の読み方**

一般用医薬品の添付文書において、配置販売される医薬品の使用期限は、「配置期限」として記載される場合がある。

解答 14
×

錠剤、カプセル剤、散剤等では、取り出したときに室温との急な温度差で湿気を帯びるおそれがあるため、冷蔵庫内での保管は不適当である。

解答 15
○

設問のとおりである。このため、添付文書の「保管及び取扱い上の注意」の項には「小児の手の届かないところに保管する」旨の記載がある。

解答 16
×

点眼薬では、複数の使用者間で使い回されると、万一、使用に際して薬液に細菌汚染があった場合に、別の使用者に感染するおそれがあるため、添付文書に、「他の人と共用しないこと」と記載されている。

解答 17
×

添付文書等への使用期限の表示義務が法的にないのは、「適切な保存条件の下で製造後３年を超えて性状及び品質が安定であることが確認されている医薬品」である。

解答 18
○

設問のとおりである。購入後すぐ開封せずにそのまま保管する場合や持ち歩く場合もあるため、こうした措置がとられている。

解答 19
○

設問のとおりである。試験では、１回服用量の数値を「0.01ml」「0.05ml」などに変えた誤った設問として出題されるケースも見られる。

解答 20
○

設問のとおりである。試験では、「配置期限」を「消費期限」などに変えた誤った設問として出題されるケースも見られる。

問題21 添付文書の読み方

医薬品の添加物は、それ自体積極的な薬効を期待して配合されているものではないため、添付文書に成分名が記載されることはない。

問題22 添付文書の読み方

一般用検査薬の添付文書においては、キットの内容及び成分・分量のほか、添加物として配合されている成分も記載しなければならない。

問題23 添付文書の読み方

一般用医薬品を使用した人が医療機関を受診する際には、その添付文書を持参し、医師や薬剤師に見せて相談がなされることが重要である。

問題24 添付文書の読み方

一般用検査薬の添付文書においては、一般用検査薬の検査結果のみで確定診断はできないので、判定が陽性であれば速やかに医師の診断を受ける旨等が記載されている。

問題25 添付文書の読み方

漢方処方製剤では、ある程度の期間継続して使用されることにより効果が得られるとされているものが多いが、長期連用する場合には、専門家に相談する旨が添付文書に記載されている。

問題26 添付文書の読み方

医薬品を旅行や勤め先等へ携行するために別の容器へ移し替えると、中身がどんな医薬品であったか分からなくなってしまい、誤用の原因となるおそれがある。

問題27 添付文書の読み方

一般用医薬品の添付文書における消費者相談窓口は、独立行政法人医薬品医療機器総合機構の電話番号、受付時間が記載されている。

解答 21
×

一般用医薬品に含まれる添加物については、現在のところ、製薬企業界の自主申し合わせに基づいて、添付文書及び外箱への記載がなされている。

解答 22
×

一般用医薬品に含まれる添加物については、現在のところ、製薬企業界の自主申し合わせに基づいて、添付文書及び外箱への記載がなされているが、人体に直接使用しない一般用検査薬は適用の対象外となっている。

解答 23
○

設問のとおりである。登録販売者は、こうした点にも留意しながら、医薬品販売時の情報提供を行うべきといえる。

解答 24
○

設問のとおりである。類似した設問は、３日目「主な医薬品とその作用」でも出題されやすい傾向にある。

解答 25
○

設問のとおりである。また、こうした記載がない漢方処方製剤は、短期の使用に限られるものとなる。

解答 26
○

設問のとおりである。このため一般用医薬品の添付文書等には「他の容器に入れ替えないこと。(誤用の原因になったり品質が変わる)」旨の記載がなされている。

解答 27
×

正しくは、「製造販売元の製薬企業において、購入者等からの相談に応じるための窓口担当部門」の名称、電話番号、受付時間等が記載されている。

問題28 **添付文書の読み方**

シロップ剤は、室温との急な温度差で変質するおそれがあるため、冷蔵庫内で保管をしてはならない。

問題29 **使用上の注意の記載事項**

一般用医薬品の添付文書において、使用上の注意は、「してはいけないこと」、「相談すること」及び「その他の注意」から構成され、適正使用のために重要と考えられる項目が前段に記載されている。

問題30 **使用上の注意の記載事項**

フェルビナクが配合された外用鎮痛消炎薬は、喘息発作を誘発するおそれがあるため、「喘息を起こしたことがある人」は使用しないこととされている。

問題31 **使用上の注意の記載事項**

一般用医薬品の添付文書の使用上の注意において、イブプロフェン（以下、本剤）を成分とする内服薬は、「次の人は服用しないこと」に「本剤または他のかぜ薬、解熱鎮痛薬を服用して、喘息を起こしたことがある人」との旨が記載される。

問題32 **使用上の注意の記載事項**

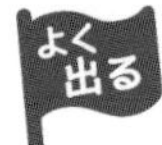

タンニン酸アルブミンを含有する一般用医薬品の添付文書では、「次の人は使用（服用）しないこと」の項に、「本剤又は本剤の成分、牛乳によるアレルギー症状を起こしたことがある人」と記載される。

問題33 **使用上の注意の記載事項**

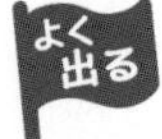

プソイドエフェドリン塩酸塩を配合する一般用医薬品は、その添付文書等で、「次の人は服用しないこと」の項目中に、「次の症状がある人」として「前立腺肥大による排尿困難」と記載される。

解答28
×
医薬品は、適切な保管がなされないと化学変化や雑菌の繁殖等を生じることがあり、特にシロップ剤などは変質しやすいため、開封後は冷蔵庫内に保管されるのが望ましいとされている。

解答29
○
設問のとおりである。試験では、このほか、「枠囲い、文字の色やポイントを替えるなど他の記載事項と比べて目立つように記載されている」点に触れている設問も見られる。

解答30
○
設問のとおりである。添付文書の使用上の注意の「してはいけないこと」に記載されている。

解答31
○
設問のとおりである。イブプロフェンはアスピリン喘息を誘発するおそれがあり、添付文書の「してはいけないこと」に記載されている。試験では、同様な成分である「アセトアミノフェン」「アスピリン」「イソプロピルアンチピリン」などが出題されるケースも見られる。

解答32
○
設問のとおりである。同成分は乳性カゼインを由来としているためとされている。

解答33
○
設問のとおりである。同成分は、交感神経刺激作用により、尿の貯留・尿閉を生じるおそれがあるためとされている。

問題34 **使用上の注意の記載事項**

プソイドエフェドリン塩酸塩を含有する一般用医薬品の添付文書では、「次の人は使用（服用）しないこと」の「次の診断を受けた人」の項に、「糖尿病」と記載される。

問題35 **使用上の注意の記載事項**

長期間服用した場合に、アルミニウム脳症及びアルミニウム骨症を発症したとの報告があるため、スクラルファートを配合した一般用医薬品の添付文書では、「次の人は使用（服用）しないこと」に、「透析療法を受けている人」と記載されている。

問題36 **使用上の注意の記載事項**

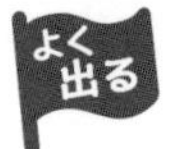

アミノ安息香酸エチルを含有する一般用医薬品は、メトヘモグロビン血症を起こすおそれがあるため、6歳未満の小児には使用（服用）しない旨が添付文書に記載されている。

問題37 **使用上の注意の記載事項**

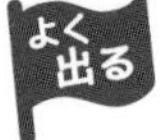

アスピリン、イブプロフェンは、妊娠期間の延長、胎児の動脈管の収縮・早期閉鎖、子宮収縮の抑制及び分娩時出血の増加のおそれがあるため、同成分を配合する一般医薬品の添付文書には、「出産予定日12週以内の妊婦」は服用しないことと記載されている。

問題38 **使用上の注意の記載事項**

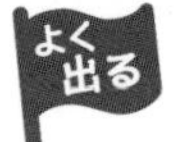

コデインリン酸塩水和物を含有する一般用医薬品のかぜ薬は、添付文書等の使用上の注意に関する記述に、「服用後、乗物又は機械類の運転操作をしないこと」と記載される。

問題39 **使用上の注意の記載事項**

次硝酸ビスマスが配合された止瀉薬は、海外において長期連用した場合に精神神経症状が現れたとの報告があるため、1週間以上継続して「服用しないこと」とされる。

解答34
○

設問のとおりである。同成分は、**肝臓でグリコーゲンを分解して血糖値を上昇**させる作用があり、**糖尿病を悪化**させるおそれがあるとされている。

解答35
○

設問のとおりである。同じ記載がなされる成分としては、ほかに**水酸化アルミニウムゲル、ケイ酸アルミン酸マグネシウム、合成ヒドロタルサイト**など**アルミニウムを含む成分が配合された胃腸薬、胃腸鎮痛鎮痙薬**などがある。

解答36
○

設問のとおりである。他の問題も含め、一般用医薬品の添付文書における使用上の注意の記載事項に関する試験問題では、複数の成分の中から正答、あるいは誤答を選ぶ、選択式がほとんどとなる。

解答37
○

設問のとおりである。他の問題も含め、一般用医薬品の添付文書における使用上の注意の記載事項に関する試験の設問では、単体成分を取り上げ、「〜は、妊娠期間の（**延長**）、胎児の動脈管の（**収縮**）・早期閉鎖、子宮収縮の（**抑制**）〜」などが伏字にされ、複数の語句から選ぶ穴埋め式の出題形式が用いられることもある。

解答38
○

設問のとおりである。**コデインリン酸塩水和物**は、**眠気等を生じる**ことがあるためとされている。

解答39
○

設問のとおりである。他の問題も含め、一般用医薬品の添付文書における使用上の注意の記載事項に関する設問では、複数の成分の中から正答、あるいは誤答を選ぶ、選択式がほとんどとなる。

問題40 **使用上の注意の記載事項**

防風通聖散は、添付文書の「本剤を使用している間は、次の医薬品を使用しないこと」の項目中に、「他の瀉下薬（下剤）」と記載される。

問題41 **使用上の注意の記載事項**

スコポラミン臭化水素酸塩水和物が配合された内服薬は緑内障の悪化や排尿困難又は便秘の副作用が現れやすいため、添付文書において、高齢者は使用する前に「相談すること」とされている。

問題42 **使用上の注意の記載事項**

イブプロフェンが配合された一般用医薬品の添付文書等では、「相談すること」の項目中に「次の病気にかかったことのある人」として「胃・十二指腸潰瘍、潰瘍性大腸炎、クローン病」と記載される。

問題43 **使用上の注意の記載事項**

プソイドエフェドリン塩酸塩を含有する一般用医薬品の添付文書の「相談すること」の項には、「モノアミン酸化酵素阻害剤（セレギリン塩酸塩等）で治療を受けている人」と記載することとされている。

問題44 **安全性情報など**

安全性速報は、医薬品、医療機器又は再生医療等製品について緊急かつ重大な注意喚起や使用制限に係る対策が必要な状況にある場合に作成される。

問題45 **安全性情報など**

安全性速報は、Ａ４サイズの黄色地の印刷物で、イエローレターとも呼ばれる。

解答 40
○

設問のとおりである。同処方と他の瀉下薬を併用すると、激しい腹痛を伴う下痢等の副作用が現れやすくなるためとされている。

解答 41
○

設問のとおりである。このほかスコポラミン臭化水素酸塩水和物には、口渇などの副作用が現れることがある。

解答 42
○

設問のとおりである。イブプロフェンのプロスタグランジン産生抑制作用により、消化管粘膜の防御機能が低下し、胃・十二指腸潰瘍、潰瘍性大腸炎、クローン病が再発するおそれがあるためとされている。

解答 43
○

設問のとおりである。プソイドエフェドリン塩酸塩は、モノアミン酸化酵素阻害剤との相互作用によって、血圧を上昇させるおそれがあるためとされている。

解答 44
×

正しくは、「緊急かつ～対策が」の部分が「一般的な使用上の注意の改訂情報よりも迅速な注意喚起や適正使用のための対応の注意喚起が」である。

解答 45
×

安全性速報は、Ａ４サイズの青色地の印刷物で、ブルーレターとも呼ばれる。

問題46 **安全性情報など**

医薬品医療機器情報配信サービス（PMDAメディナビ）は、医薬品・医療機器の安全性に関する情報をメールにより配信するサービスであり、医薬関係者のみに限定されたサービスである。

問題47 **安全性情報など**

緊急安全性情報は、厚生労働省からの命令に基づいて作成されるものであり、製造販売業者の自主決定に基づいて作成されることはない。

問題48 **安全性情報など**

緊急安全性情報は、Ａ４サイズの青色地の印刷物で、ブルーレターとも呼ばれる。

問題49 **安全性情報など**

緊急安全性情報は医療用医薬品や医家向け医療機器についての情報伝達であり、一般用医薬品についての情報が発出されたことはない。

問題50 **安全性情報など**

緊急安全性情報は、医薬品、医療機器又は再生医療等製品について緊急かつ重大な注意喚起や使用制限に係る対策が必要な状況にある場合に作成される。

問題51 **安全性情報**

独立行政法人医薬品医療機器総合機構のホームページにて、製造販売業者等や医療機関等から報告された、医薬品による副作用が疑われる症例情報が報告されている。

問題52 **安全性情報など**

独立行政法人医薬品医療機器総合機構のホームページでは、一般用医薬品・要指導医薬品の添付文書情報を調べることができる。

解答46
×
医薬品医療機器情報配信サービス（PMDAメディナビ）は誰でも利用可能であり、最新の情報を入手することができる。

解答47
×
緊急安全性情報は、厚生労働省からの命令、指示のほか、製造販売業者の自主決定等に基づいても作成される。

解答48
×
緊急安全性情報は、A４サイズの黄色地の印刷物で、イエローレターとも呼ばれる。

解答49
×
小柴胡湯による間質性肺炎に関する例（平成８年３月）のように、一般用医薬品にも関係する緊急安全性情報が発出されたこともある。

解答50
○
設問のとおりである。試験では、緊急安全性情報に関する設問は多い傾向にある。

解答51
○
設問のとおりである。同ホームページではこのほかにも、医薬関係者に役立つ情報を多数発信している。

解答52
○
設問のとおりである。医薬品のプロとして、ぜひ役立ててほしいコンテンツのひとつといえる。

問題53 **医薬品の安全対策**

登録販売者は、医薬品の製造販売業者が行う医薬品の適正な使用のために必要な情報の収集に協力するよう努めなければならない。

問題54 **医薬品の安全対策**

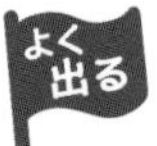

医薬品等安全性情報報告制度等により集められた副作用情報については、独立行政法人医薬品医療機器総合機構において専門委員の意見を聴きながら調査検討が行われ、その結果に基づき、厚生労働大臣は、薬事・食品衛生審議会の意見を聴いて、使用上の注意の改訂の指示等を通じた注意喚起のための情報提供や、効能・効果や用法・用量の一部変更、調査・実験の実施の指示、製造・販売の中止、製品の回収等の安全対策上必要な行政措置を講じている。

問題55 **医薬品の安全対策**

製造販売業者等には、医薬品医療機器等法第68条の10第１項の規定に基づき、その製造販売をし、又は承認を受けた医薬品について、その副作用等によるものと疑われる健康被害の発生、その使用によるものと疑われる感染症の発生等を知ったときは、その旨を定められた期限までに厚生労働大臣に報告することが義務づけられている。

問題56 **医薬品の安全対策**

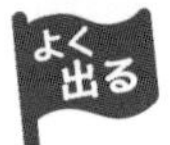

医薬品医療機器等法第68条の10第２項の規定に基づく医薬品の副作用等の報告に関して、安全対策上必要があると認めるときは、医薬品の過量使用や誤用等によるものと思われる健康被害についても報告がなされる必要がある。

問題57 **医薬品の安全対策**

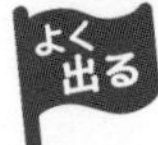

医薬品医療機器等法第68条の10第２項の規定に基づく医薬関係者に義務付けられている医薬品の副作用等の報告に関して、医薬品との因果関係が明確でない場合は、報告の対象にならない。

解答53
○
設問のとおりである。登録販売者ほか薬局開設者、医療施設の開設者、医薬品の販売業者または医師、歯科医師、薬剤師、獣医師などが対象となる。

解答54
○
設問のとおりである。試験では、「独立行政法人医薬品医療機器総合機構」「専門委員」「厚生労働大臣」「薬事・食品衛生審議会」などの言葉が伏せられ、複数の言葉から選ばせる穴埋め選択式での出題が、特によく見られる。

解答55
○
設問のとおりである。試験では、「厚生労働大臣」を「都道府県知事」などに変えた誤った設問として出題されるケースも見られる。

解答56
○
設問のとおりである。医薬品の販売等に従事する専門家においては、購入者等からの訴えに素直に耳を傾けることが重要と考えられる。

解答57
×
医薬品・医療機器等安全性情報報告制度において、医薬品との因果関係が必ずしも明確でない場合であっても報告の対象となり得る。

問題58 **医薬品の安全対策**

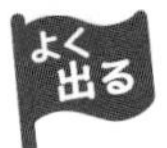

医薬品の製造販売業者は、その製造販売をし、又は承認を受けた医薬品について、その医薬品によるものと疑われる副作用症例のうち、使用上の注意から予測できない重篤な症例の発生を知ったときは、15日以内にその旨を厚生労働大臣に報告しなければならない。

問題59 **医薬品の安全対策**

医薬品製造販売業者等が独立行政法人医薬品医療機器総合機構へ報告しなければならない事例のうち、副作用症例・感染症の発生傾向が著しく変化したことを示す研究報告は、報告期限が15日以内と定められている。

問題60 **医薬品の安全対策**

医薬品医療機器等法第68条の10第２項の規定に基づく医薬品の副作用等の報告に関して、保健衛生上の危害の発生又は拡大防止の観点から、医薬品の販売等に従事する専門家は、報告の必要性を認めた日から起算して、15日以内に報告書を厚生労働省あてに送付しなければならない。

問題61 **医薬品の安全対策**

医薬品の副作用等の報告に関する報告様式は、独立行政法人医薬品医療機器総合機構のホームページからも利用できる。

問題62 **医薬品の安全対策**

医薬品・医療機器等安全性情報報告制度に関して、報告する際は、報告様式のすべての欄に記入する必要がある。

問題63 **医薬品の安全対策**

医薬品・医療機器等安全性情報報告制度に関して、複数の専門家が医薬品の販売等に携わった場合は、当該薬局又は医薬品の販売業において販売等された医薬品の副作用によると疑われる健康被害の情報に直接接した専門家１名から報告書が提出されれば十分である。

解答58
○

設問のとおりである。医薬品によるものと疑われる副作用症例で、使用上の注意から予測できないものについては、非重篤なもの以外は死亡、重篤、国内外を問わず15日以内の報告が義務付けられている。

解答59
×

同事例のほか、「承認を受けた効能若しくは効果を有しないことを示す研究報告」など研究報告に関する報告期限は、いずれも30日以内と定められている。

解答60
×

報告期限は特に定められていない。ただし、保健衛生上の危害の発生または拡大防止の観点から、報告の必要性を認めた場合には、適宜速やかに、郵送、ファクシミリまたは電子メールにより、法第68条の13第３項の規定に基づき、報告書を総合機構に送付することとされている。

解答61
○

設問のとおりである。このほか、報告書の様式は医学・薬学関係の専門誌等にも掲載されている。

解答62
×

報告様式の記入欄すべてに記入がなされる必要はない。購入者等（健康被害を生じた本人に限らない）から把握可能な範囲で報告がなされればよい。

解答63
○

設問のとおりである。試験では「携わったすべての専門家から報告書が提出される必要がある」などとした誤った設問として出題されるケースも見られる。

問題64 **医薬品の安全対策**

登録販売者は、医薬品・医療機器等安全性情報報告制度に基づく報告を行う医薬関係者として位置づけられている。

問題65 **医薬品の安全対策**

医薬品医療機器等法第68条の10第２項の規定により、医薬関係者は、医薬品の副作用等によるものと疑われる健康被害の発生を知った場合において、保健衛生上の危害の発生又は拡大を防止するため必要があると認めるときは、その旨を厚生労働大臣に報告しなければならない。なお、実務上は、報告書を（独）医薬品医療機器総合機構に提出することとされている。

問題66 **医薬品の安全対策**

医薬品の製造販売業者は、医療用医薬品で使用されていた有効成分を一般用医薬品で初めて配合したものについては、承認条件として承認後一定期間（概ね３年）、安全性に関する調査及び調査結果の報告が求められている。

問題67 **医薬品の安全対策**

既存の医薬品と明らかに異なる有効成分が配合された医薬品については、５年を超えない範囲で厚生労働大臣が承認時に定める一定期間、承認後の使用成績等を製造販売業者等が集積し、提出する制度（再審査制度）が適用される。

問題68 **医薬品の安全対策**

1961年に起こったサリドマイド薬害事件を契機として、医薬品の安全性に関する問題を世界共通のものとして取り上げる気運が高まり、1968年、世界保健機関（WHO）加盟各国を中心に、各国自らが医薬品の副作用情報を収集、評価する体制（WHO国際医薬品モニタリング制度）を確立することにつながった。

解答64
○

設問のとおりである。医薬品医療機器等法第68条の10第２項により規定されている。

解答65
○

設問のとおりである。試験では、「厚生労働大臣」「(独) 医薬品医療機器総合機構」などを別の言葉に変えた誤った設問として出題されるケースも見られる。

解答66
○

設問のとおりである。要指導医薬品に対しても、同様の調査結果の報告が求められている。

解答67
×

正しくは「５年を超えない範囲」ではなく、「10年を超えない範囲」である。

解答68
○

設問のとおりである。試験では、「サリドマイド薬害事件」を「スモン事件」「CJD (クロイツフェルト・ヤコブ病) 訴訟」などに変えた誤った設問として出題されるケースも見られる。

問題69 **医薬品の副作用等による健康被害の救済**

医薬品副作用被害救済制度において、救済給付業務に必要な費用のうち、給付費については、製造販売業者から年度ごとに納付される拠出金が充てられる。

問題70 **医薬品の副作用等による健康被害の救済**

医薬品副作用被害救済制度とは、医薬品を適正に使用したにもかかわらず発生した副作用による被害者の迅速な救済を図るためのもので、製薬企業の社会的責任に基づく公的制度として運営が開始された。

問題71 **医薬品の副作用等による健康被害の救済**

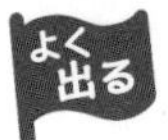

医薬品副作用被害救済制度では、健康被害を受けた本人（又は家族）の給付請求を受けて、その健康被害が医薬品の副作用によるものかどうかなど、医学的薬学的判断を要する事項について薬事・食品衛生審議会の諮問・答申を経て、厚生労働大臣が判定した結果に基づいて、各種給付が行われる。

問題72 **医薬品の副作用等による健康被害の救済**

医薬品副作用被害救済制度における遺族年金は、生計維持者が医薬品の副作用により死亡した場合に、その遺族の生活の立て直し等を目的として、最高10年間を限度に給付される。

問題73 **医薬品の副作用等による健康被害の救済**

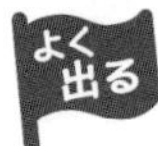

医薬品副作用被害救済制度の給付のうち、請求の期限がないものは、障害年金と障害児養育年金である。

問題74 **医薬品の副作用等による健康被害の救済**

医薬品副作用被害救済制度に基づく給付費のうち、医療費は、医薬品の副作用による疾病（入院治療を必要とする程度の場合）の治療に要した費用を実費補償するもの（ただし、健康保険等による給付の額を差し引いた自己負担分。）である。

解答69
○
設問のとおりである。こうした取り組みは、独立行政法人医薬品医療機器総合機構法第19条の規定に基づいたものとなっている。

解答70
○
設問のとおりである。1980年5月より運営が開始された。

解答71
○
設問のとおりである。試験では「薬事・食品衛生審議会」「厚生労働大臣」などを違う言葉に変えた誤った設問として出題されるケースも見られる。

解答72
○
設問のとおりである。試験では、受給期限の年数（遺族年金は最高10年間を限度）を変えた誤った設問として出題されるケースも見られる。

解答73
○
設問のとおりである。障害年金、障害児養育年金ともに給付の期限はなく、医薬品の副作用により一定程度の障害の状態にある人が対象となる。

解答74
○
設問のとおりである。試験では、「実費補償」を「定額補償」と変えた誤った設問として出題されるケースや、「医療費は支給の対象となる費用の支払いが行われたときから5年以内に請求がなされる必要がある」など請求期限に関することも併せた内容での出題も見受けられる。

問題 75 **医薬品の副作用等による健康被害の救済**

一般用検査薬は医薬品副作用被害救済制度の対象となる。

問題 76 **医薬品の副作用等による健康被害の救済**

殺菌消毒剤（人体に直接使用するもの）は医薬品副作用被害救済制度の対象となる。

問題 77 **医薬品の副作用等による健康被害の救済**

日本薬局方収載の白色ワセリンは医薬品副作用被害救済制度の対象となる。

問題 78 **医薬品の副作用等による健康被害の救済**

個人輸入により入手された医薬品は医薬品副作用被害救済制度の対象となる。

問題 79 **医薬品の副作用等による健康被害の救済**

要指導医薬品又は一般用医薬品の使用による副作用被害への救済給付の請求にあたっては、医師の診断書、要した医療費を証明する書類（受診証明書）等のほか、その医薬品を販売等した薬局開設者、医薬品の販売業者が作成した販売証明書等が必要となる。

問題 80 **医薬品の副作用等による健康被害の救済**

医薬品副作用被害救済制度の給付請求は、健康被害を受けた本人または家族が行うことができる。

問題 81 **医薬品PLセンター**

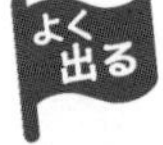

医薬品PLセンターは、独立行政法人医薬品医療機器総合機構において、平成７年７月のPL法の施行と同時に開設された。

問題 82 **医薬品PLセンター**

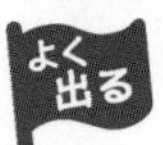

医薬品副作用被害救済制度の対象とならないケースのうち、製品不良など、製薬企業に損害賠償責任がある場合には、医薬品PLセンターへの相談が推奨される。

解答75
×
一般用検査薬については、医薬品副作用被害救済制度の対象とならない。

解答76
○
設問のとおりである。つまり、「殺菌消毒剤（人体に直接使用しないもの）」は医薬品副作用被害救済制度の対象とならない。

解答77
×
ワセリンのほか、精製水など一部の日局収載医薬品は医薬品副作用被害救済制度の対象とならない。

解答78
×
無承認無許可医薬品（いわゆる健康食品として販売されたもののほか、個人輸入により入手された医薬品を含む。）の使用による健康被害については救済制度の対象から除外されている。

解答79
○
設問のとおりである。医薬品の販売等に従事する専門家においては、販売証明書の発行につき円滑な対応を図る必要がある。

解答80
○
設問のとおりである。試験では「本人のみが給付請求できる」などの文言に変えた誤った設問として出題されるケースも見られる。

解答81
×
独立行政法人医薬品医療機器総合機構ではなく、正しくは「日本製薬団体連合会において開設」された。

解答82
○
設問のとおりである。「医薬品副作用被害救済制度の対象とならないケース」であることが大きなポイントとなる。

問題83 **医薬品ＰＬセンター**

医薬品ＰＬセンターは、消費者が、医薬品又は医薬部外品に関する苦情（健康被害以外の損害も含まれる）について製造販売元の企業と交渉するに当たって、公平・中立な立場で申立ての相談を受け付けている。

問題84 **医薬品ＰＬセンター**

医薬品ＰＬセンターは、裁判において迅速な解決に導くことを目的としている。

問題85 **一般用医薬品に対する主な安全対策**

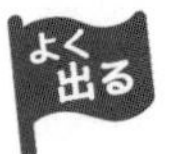

小柴胡湯による間質性肺炎については、1991年４月以降、使用上の注意に記載されていたが、その後、小柴胡湯とインターフェロン製剤の併用例による間質性肺炎が報告されたことから、1994年１月、インターフェロン製剤との併用を禁忌とする旨の使用上の注意の改訂がなされた。しかし、それ以降も慢性肝炎患者が小柴胡湯を使用して間質性肺炎が発症し、死亡を含む重篤な転帰に至った例もあったことから、1996年３月、厚生省（当時）より関係製薬企業に対して緊急安全性情報の配布が指示された。

問題86 **一般用医薬品に対する主な安全対策**

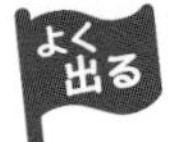

解熱鎮痛成分としてアミノピリン、スルピリンが配合されたアンプル入りかぜ薬の使用による重篤な副作用で、1959年から1965年までの間に計38名の死亡例が発生した。アンプル剤は、他の剤形（錠剤、散剤等）に比べて吸収が速く、血中濃度が急速に高値に達するため、通常用量でも副作用を生じやすいことが確認されたことから、1965年、厚生省（当時）より関係製薬企業に対し、アンプル入りかぜ薬製品の回収が要請された。

解答83
○

設問のとおりである。同センターでは、**公平・中立な立場で申立ての相談を受け付け、交渉の仲介や調整・あっせん**を行っている。

解答84
×

同センターでは、**裁判によらずに迅速な解決に導くことを目的**としている。

解答85
○

設問のとおりである。試験では、「**間質性肺炎**」「**インターフェロン製剤**」「**緊急安全性情報**」などの語句を伏せ、複数の類語から選ばせる穴埋め選択式の出題となるケースが大変多く見られる。

解答86
○

設問のとおりである。試験では、**血中濃度**に関して「急速に」を、「ゆっくりと」「徐々に」などに変えた誤った設問として出題されるケースが多く見られる。

問題 87 **一般用医薬品に対する主な安全対策**

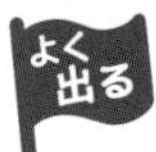

2003年8月までに、塩酸フェニルプロパノールアミン（PPA）が配合された一般用医薬品による脳出血等の副作用症例が複数報告され、それらの多くが用法・用量の範囲を超えた使用又は禁忌とされている高血圧患者の使用によるものであった。そのため、厚生労働省から関係製薬企業等に対して使用上の注意の改訂、情報提供の徹底等を行うとともに、代替成分としてプソイドエフェドリン塩酸塩等への速やかな切替えにつき指示がなされた。

問題 88 **医薬品の適正使用のための啓発活動**

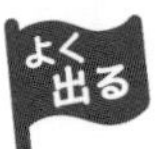

「6・26国際麻薬乱用撲滅デー」を広く普及し、薬物乱用防止を一層推進するため、毎年6月20日～7月19日までの1ヶ月間、国、自治体、関係団体等により、「ダメ。ゼッタイ。」普及運動が実施されている。

問題 89 **医薬品の適正使用のための啓発活動**

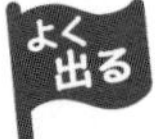

医薬品の適正使用の重要性等に関しては、認識や理解が必ずしも十分とはいえない小中学生には積極的に啓発すべきではない。

問題 90 **医薬品の適正使用のための啓発活動**

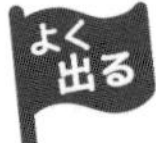

医薬品の持つ特質及びその使用・取扱い等について正しい知識を広く生活者に浸透させることにより、保健衛生の維持向上に貢献することを目的とし、毎年10月17日～23日の1週間を「薬と健康の週間」として、国、自治体、関係団体等による広報活動やイベント等が実施されている。

問題 91 **医薬品の適正使用のための啓発活動**

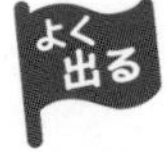

登録販売者は、適切なセルフメディケーションの普及定着、医薬品の適正使用の推進のための活動に積極的に参加、協力することが期待されている。

問題 92 **医薬品の適正使用のための啓発活動**

薬物依存は、違法薬物（麻薬、覚醒剤、大麻等）により生じるが、一般用医薬品によっては生じない。

解答87
○

設問のとおりである。試験では、「塩酸フェニルプロパノールアミン」「脳出血」「高血圧」「厚生労働省」「使用上の注意」「プソイドエフェドリン塩酸塩」などの語句を伏せ、複数の類語から選ばせる穴埋め選択式の出題となるケースが多く見られる。

解答88
○

設問のとおりである。「6・26国際麻薬乱用撲滅デー」と毎年6月20日～7月19日までの1ヶ月間が「ダメ。ゼッタイ。」普及運動である点が重要なポイントである。

解答89
×

医薬品の適正使用の重要性等に関しては、小中学生のうちからの啓発が重要であるとされている。

解答90
○

設問のとおりである。「薬と健康の週間」は毎年10月17日～10月23日の1週間、実施されている。

解答91
○

設問のとおりである。薬剤師とともに一般用医薬品の販売等に従事する医薬関係者（専門家）として期待されている。

解答92
×

薬物乱用や薬物依存は、違法薬物（麻薬、覚醒剤、大麻等）によるものばかりでなく、一般用医薬品によっても生じ得る。

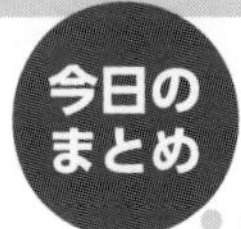

高出題率パート Pick Up!

頻出項目を絞り込み！
集中的に覚えよう！

□ 医薬品の適正使用のための啓発活動など

①「ダメ。ゼッタイ。」普及運動
「6・26国際麻薬乱用撲滅デー」を広く普及し、薬物乱用防止を一層推進するため、毎年6月20日～7月19日までの1ヶ月間、国、自治体、関係団体等により、「ダメ。ゼッタイ。」普及運動が実施されている。

②小中学生に向けた啓発活動
青少年では、薬物乱用の危険性に関する認識や理解が必ずしも十分でなく、好奇心から身近に入手できる薬物（一般用医薬品を含む。）を興味本位で乱用することがある。要指導医薬品又は一般用医薬品の乱用をきっかけとして、違法な薬物の乱用につながることもあり、その場合、乱用者自身の健康を害するだけでなく、社会的な弊害を生じるおそれが大きい。医薬品の適正使用の重要性等に関して、小中学生のうちからの啓発が重要である。

③薬と健康の週間
医薬品の持つ特質及びその使用・取扱い等について正しい知識を広く生活者に浸透させることにより、保健衛生の維持向上に貢献することを目的とし、毎年10月17日～23日の1週間を「薬と健康の週間」として、国、自治体、関係団体等による広報活動やイベント等が実施されている。

④登録販売者による積極的な活動への参加・協力
登録販売者においては、薬剤師とともに一般用医薬品の販売等に従事する医薬関係者（専門家）として、適切なセルフメディケーションの普及定着、医薬品の適正使用の推進のため、こうした活動に積極的に参加、協力することが期待される。

予想問題

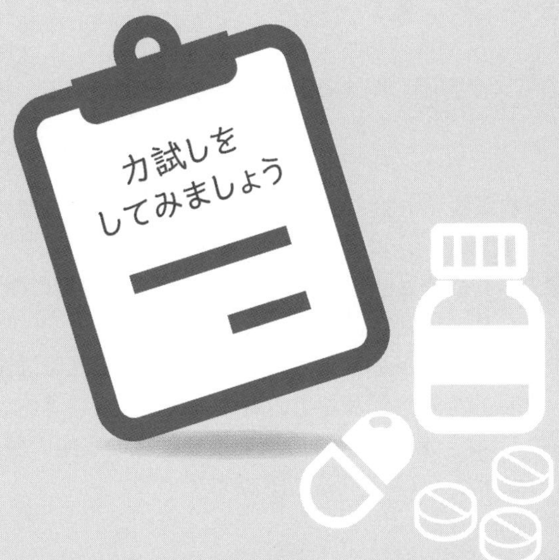

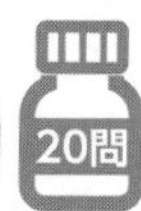

問 1 **医薬品に関する以下の記述の正誤について、正しい組み合わせを下から一つ選びなさい。**

a すべての医薬品は、人の疾病の予防のためではなく、治療に使用されるものである。
b 人体に対して使用されない医薬品である殺虫剤でも、誤って人体がそれに曝されれば健康を害するおそれがある。
c 医薬品は、市販後にも、医学・薬学等の新たな知見、使用成績等に基づき、その有効性、安全性等の確認が行われる仕組みになっている。
d 医薬品が人体に及ぼす作用は複雑、かつ、多岐に渡るため、そのすべては解明されているわけではない。

	a	b	c	d
1	正	正	正	正
2	正	誤	正	誤
3	誤	正	正	正
4	誤	正	誤	誤
5	誤	誤	誤	正

問 2 **医薬品のリスク評価に関する次の記述の正誤について、正しい組合せはどれか。**

a ＬＤ$_{50}$とは動物実験における50％致死量のことであり、薬物の毒性の指標として用いられる。
b ヒトを対象とした臨床試験の実施の基準として、国際的にGood Laboratory Practice（ＧＬＰ）が制定されている。
c 新規に開発される医薬品のリスク評価は、医薬品毒性試験法ガイドラインに沿って、単回投与毒性試験などの毒性試験が厳格に実施される。
d 医薬品に対しては、製造販売後の調査及び試験の実施の基準としてGood Vigilance Practice（ＧＶＰ）が制定されている。

	a	b	c	d
1	正	誤	誤	正
2	正	正	正	誤

3	誤	誤	正	誤
4	誤	正	誤	正
5	誤	誤	正	正

問 3　健康食品に関する以下の記述の正誤について、正しい組み合わせはどれか。

a　健康食品の安全性や効果を担保するデータは、医薬品と同等でなければならない。

b　「栄養機能食品」については、国が定めた規格基準に適合したものであれば、その栄養成分の健康機能を表示できる。

c　いわゆる健康食品は、その多くが摂取しやすいように錠剤やカプセル等の医薬品に類似した形状で販売されており、誤った使用方法や個々の体質により健康被害を生じた例が報告されている。

d　機能性表示食品は、疾病に罹患していない者の健康維持及び増進に役立つ機能を表示するものである。

	a	b	c	d
1	正	正	誤	誤
2	誤	誤	正	誤
3	誤	正	誤	正
4	正	誤	正	誤
5	誤	正	正	正

問 4　医薬品の副作用に関する次の記述について、（　　）の中に入れるべき字句の正しい組合せはどれか。

世界保健機関（WHO）の定義によれば、医薬品の副作用とは、「疾病の（a）、診断、治療のため、又は身体の機能を正常化するために、人に（b）で発現する医薬品の有害かつ（c）反応」とされている。

	a	b	c
1	検査	最大用いられる量	予測できる
2	予防	最大用いられる量	意図しない
3	検査	通常用いられる量	意図しない
4	検査	通常用いられる量	予測できる
5	予防	通常用いられる量	意図しない

問 5　医薬品の副作用に関する次の記述の正誤について、正しい組合せはどれか。

a　医薬品の副作用は、薬理作用によるものと、アレルギー（過敏反応）によるものに大別される。

b　複数の疾病を有する人の場合、ある疾病のために使用された医薬品の作用が、その疾病に対して薬効をもたらす一方、別の疾病に対しては症状を悪化させたり、治療が妨げられたりすることもある。

c　一般用医薬品は、通常、その使用を中断することによる不利益よりも、重大な副作用を回避することが優先される。

d　副作用は、容易に異変を自覚できるものをいい、明確な自覚症状として現れないものは、副作用とはいわない。

	a	b	c	d
1	正	正	正	正
2	正	誤	誤	正
3	正	正	正	誤
4	誤	正	誤	正
5	誤	誤	正	誤

問 6　アレルギー（過敏反応）に関する次の記述のうち、正しいものの組合せはどれか。

a　アレルギーは、医薬品の薬理作用と関係して起こるため、薬理作用がない添加物がアレルギーを引き起こす原因物質（アレルゲン）となることはない。

b　アレルギーには、体質的・遺伝的な要素があり、アレルギーを起こしやすい体質の人や、近い親族にアレルギー体質の人がいる場合には、注意が必要である。

c　普段は医薬品にアレルギーを起こしたことがない人でも、病気等に対する抵抗力が低下している状態などの場合には、医薬品がアレルゲンになることがあり、アレルギーを生じることがある。

d　医薬品のアレルギーは、内服薬によって引き起こされるものであり、外用薬によって引き起こされることはない。

1（a、b）　2（a、c）　3（b、c）　4（b、d）　5（c、d）

問 7 **一般用医薬品の使用に関する次の記述について、正しいものの組合せを選びなさい。**

a　症状が一時的に緩和するならば、疾病の根本的な治療や生活習慣の改善等は行わず、漫然と一般用医薬品を使用し続けてもよいとされる。
b　一般用医薬品は、小児への使用を避けるべき医薬品でも、成人量の半量にすることで小児に投与することができる。
c　一般用医薬品は、酒類等との同時摂取や過量摂取により、急性中毒等を生じさせる場合がある。
d　医薬品の販売等に従事する専門家においては、必要以上に一般用医薬品の大量購入や頻回購入を試みる不審な者に対し、事情を尋ねる、状況によっては販売を差し控えたりするなど、慎重な対応が求められる。

1（a、b）　2（a、c）　3（b、d）　4（c、d）

問 8 **医薬品と食品の代謝及び相互作用に関する次の記述の正誤について、正しい組合せはどれか。**

a　酒類（アルコール）をよく摂取する者では、肝臓の代謝機能が高まっていることが多く、肝臓で代謝されるアセトアミノフェンは通常よりも体内から速く消失することがある。
b　カフェインやビタミンAのように、食品中に医薬品の成分と同じ物質が存在するため、それらを含む医薬品と食品を一緒に服用すると過剰摂取となるものがある。
c　注射薬であれば、食品によって医薬品の作用や代謝に影響を受けることはない。

	a	b	c
1	正	誤	誤
2	誤	正	正
3	正	正	誤
4	誤	誤	誤
5	正	誤	正

問 9 **次の記述は、小児と医薬品に関するものである。正しいものの組み合わせはどれか。**

a　厚生労働省の定めにおいて、小児という場合の年齢区分は、おおよその目安として7歳以上12歳未満をいう。
b　小児は大人と比べて身体の大きさに対して腸が長く、服用した医薬品の吸収率が相対的に高い。
c　小児は血液脳関門が未発達であり、中枢神経系に影響を与える医薬品で副作用を起こしにくい。
d　小児への使用を避けることとされている医薬品の販売等に際しては、想定される使用者の把握に努めるなど、積極的な情報収集と、それに基づく情報提供が重要である。

1（a、b）　2（a、c）　3（b、d）　4（c、d）

問10 **高齢者の医薬品の使用に関する以下の記述のうち、誤っているものを一つ選びなさい。**

1　厚生労働省の定めにおいては、おおよその目安として65歳以上を「高齢者」としている。
2　高齢者は基礎体力や生理機能の衰えの度合いに個人差が大きく、年齢のみから一概にどの程度副作用を生じるリスクが増大しているかを判断することは難しい。
3　高齢者は、若年時と比べて、肝臓や腎臓の機能が低下しているため、医薬品の作用が現れにくく、副作用を生じるリスクが低下する。
4　高齢者は、持病（基礎疾患）を抱えていることが多く、一般用医薬品の使用によって基礎疾患の症状が悪化したり、治療の妨げとなる場合がある。

問11 **妊婦若しくは妊娠していると思われる女性又は母乳を与える女性（授乳婦）の医薬品の使用に関する記述の正誤について、正しい組み合わせを1つ選びなさい。**

a　胎盤には、胎児の血液と母体の血液が混ざり合う仕組みがある。
b　一般用医薬品においては、妊婦が使用した場合における安全性に関する評価は容易であるため、妊婦の使用については「相談すること」としているものが多い。
c　ビタミンA含有製剤は、妊娠前後の一定期間に通常の用量を超えて摂取すると胎児に先天異常を起こす危険性が高まるとされている。

d　医薬品の種類によっては、授乳婦が使用した医薬品の成分の一部が乳汁中に移行することが知られており、母乳を介して乳児が医薬品の成分を摂取することになる場合がある。

	a	b	c	d
1	誤	正	正	誤
2	誤	誤	正	正
3	正	誤	誤	誤
4	正	正	誤	正
5	誤	誤	正	誤

問12 プラセボ効果に関する記述のうち、正しいものの組み合わせはどれか。

a　医薬品を使用したとき、結果的又は偶発的に薬理作用によらない作用を生じることをいい、偽薬効果ともいわれる。

b　プラセボ効果は、医薬品を使用したこと自体による楽観的な結果への期待（暗示効果）等が関与して生じると考えられている。

c　プラセボ効果によってもたらされる反応には、不都合なもの（副作用）はない。

d　一般用医薬品の使用によってプラセボ効果と思われる反応や変化がもたらされたときは、それを目的として使用を継続すべきである。

1（a、b）　2（a、c）　3（a、d）　4（b、c）　5（c、d）

問13 医薬品の品質に関する次の記述の正誤について、正しい組合せはどれか。

a　医薬品に配合されている成分には、光（紫外線）等によって品質の劣化を起こすものがあるが、高温や多湿によって品質の劣化を起こすものはない。

b　医薬品は、適切な保管・陳列がなされていれば、経時変化による品質の劣化は起こらない。

c　一般用医薬品では、購入された後、すぐに使用されるとは限らないことから、外箱等に記載されている使用期限から十分な余裕をもって販売等がなされることが重要である。

d　表示されている使用期限は、未開封状態で保管された場合に品質が保持される期限であり、いったん開封されると記載されている期日まで品質が保証されない場合がある。

	a	b	c	d
1	正	誤	誤	誤
2	正	正	誤	正
3	誤	正	誤	正
4	誤	誤	正	正
5	誤	正	正	誤

問14 次の記述は、医薬品医療機器等法第４条第５項の条文である。（　　）の中に入れるべき字句の正しい組合せはどれか。

この条において、次の各号に掲げる用語の意義は、当該各号に定めるところによる。

一から三（省略）

四　一般用医薬品のうち、その効能及び効果において人体に対する作用が（ａ）ものであつて、薬剤師その他の医薬関係者から提供された情報に基づく（ｂ）の選択により使用されることが目的とされているもの（（ｃ）を除く。）をいう。

	a	b	c
1	緩和な	販売者	要指導医薬品
2	著しくない	需要者	医療用医薬品
3	緩和な	販売者	医療用医薬品
4	著しくない	需要者	要指導医薬品
5	緩和な	需要者	要指導医薬品

問15 以下のうち、一般用医薬品承認審査合理化等検討会中間報告書「セルフメディケーションにおける一般用医薬品のあり方について」（平成14年11月）において、一般用医薬品の役割とされているものとして、誤っているものを一つ選びなさい。

1　生活の質（ＱＯＬ）の改善・向上
2　生活習慣病の疾病に伴う症状発現の予防（科学的・合理的に効果が期待できるものに限る。）
3　健康状態の自己検査
4　重篤な疾病に伴う症状の改善
5　健康の維持・増進

問16 医薬品の販売等に従事する専門家が購入者に確認しておきたい基本的なポイントに関する以下の記述の正誤について、正しい組み合わせはどれか。

a 何のためにその医薬品を購入しようとしているか（購入者等のニーズ、購入の動機）。
b その医薬品を使用する人が医療機関で治療を受けていないか。
c その医薬品を使用する人が相互作用や飲み合わせで問題を生じるおそれのある他の医薬品の使用や食品の摂取をしていないか。
d その医薬品を使用する人が過去にアレルギーや医薬品による副作用等の経験があるか。

	a	b	c	d
1	正	正	誤	誤
2	正	誤	正	誤
3	誤	正	正	誤
4	正	正	正	正
5	誤	誤	誤	正

問17 サリドマイドに関する記述の正誤について、正しい組み合わせはどれか。

a サリドマイド訴訟とは、催眠鎮静剤等として販売されたサリドマイド製剤を妊娠している女性が使用したことにより、出生児に先天異常が発生したことに対する損害賠償訴訟をいう。
b サリドマイドは、妊娠している女性が摂取した場合、血液－胎盤関門を通過して胎児に移行する。
c サリドマイドの血管新生を妨げる作用は、光学異性体のうちＳ体のみが有する作用であることから、Ｒ体を分離して製剤化することで催奇形性を避けることができる。
d サリドマイドによる薬害事件をきっかけとして、市販後の副作用情報の収集体制の整備が図られることとなった。

	a	b	c	d
1	誤	正	正	誤
2	正	誤	正	正
3	誤	正	誤	正
4	正	誤	正	誤

5	正	正	誤	正

問18 **スモン及びスモン訴訟に関する次の記述のうち、正しいものの組合せはどれか。**

a　スモン訴訟とは、整腸剤として販売されたスルピリンを使用したことにより、亜急性脊髄視神経症に罹患したことに対する損害賠償訴訟である。
b　スモンはその症状として、激しい腹痛を伴う下痢、下半身の痺れ、歩行困難等が現れるが、麻痺は上半身に拡がることはない。
c　スモン患者に対する施策や救済制度として、施術費及び医療費の自己負担分の公費負担や重症患者に対する介護事業等が講じられている。
d　スモン訴訟等を契機として、医薬品の副作用による健康被害の迅速な救済を図るため、医薬品副作用被害救済制度が創設された。

1（a、b）　2（a、d）　3（b、c）　4（c、d）

問19 **ヒト免疫不全ウイルス（以下「ＨＩＶ」という。）及びＨＩＶ訴訟に関する以下の記述の正誤について、正しい組み合わせを下から一つ選びなさい。**

a　ＨＩＶ訴訟は、血友病患者が、ＨＩＶの混入した原料血小板から製造された血液凝固因子製剤の投与を受けたことにより、ＨＩＶに感染したことに対する損害賠償訴訟である。
b　ＨＩＶ訴訟は、国及び医療機関を被告として、1989年５月に大阪地裁、同年10月に東京地裁で提訴された。
c　ＨＩＶ訴訟の和解を踏まえ、ＨＩＶ感染者に対する恒久対策として、エイズ治療研究開発センター及び拠点病院の整備や治療薬の早期提供等の様々な取り組みを推進してきている。
d　ＨＩＶ訴訟の和解を踏まえ、血液製剤の安全確保対策として、薬事行政組織の再編、情報公開の推進、健康危機管理体制の確立が行われたが、検査や献血時の問診の充実は図られなかった。

	a	b	c	d
1	正	正	正	正
2	正	誤	正	誤
3	正	誤	誤	正
4	誤	正	誤	誤

5	誤	誤	正	誤

問20 **ＣＪＤ（クロイツフェルト・ヤコブ病）及びＣＪＤ訴訟に関する記述の正誤について、正しい組み合わせを１つ選びなさい。**

a　ＣＪＤは、タンパク質の一種であるプリオンが原因とされている。
b　ＣＪＤは、次第に認知症に類似した症状が現れ、死に至る重篤な神経難病である。
c　ＣＪＤ訴訟は、脳外科手術等に用いられていたウシ乾燥硬膜を介してＣＪＤに罹患したことに対する損害賠償訴訟である。
d　生物由来の医薬品等によるＨＩＶやＣＪＤの感染被害が多発したことから、独立行政法人医薬品医療機器総合機構による生物由来製品による感染等被害救済制度の創設等がなされた。

	a	b	c	d
1	誤	誤	正	誤
2	正	誤	誤	誤
3	誤	正	正	正
4	誤	正	誤	正
5	正	正	誤	正

主な医薬品とその作用

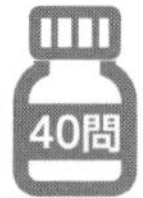

問21 かぜ及びかぜ薬に関する記述のうち、正しいものの組み合わせはどれか。

a　かぜとよく似た症状が現れる疾患は多数あり、急激な発熱を伴う場合や、症状が４日以上続くとき、又は症状が重篤なときは、かぜではない可能性が高い。
b　かぜの約８割は細菌の感染が原因であるが、それ以外にウイルス（ライノウイルス、コロナウイルス、アデノウイルスなど）の感染がある。
c　かぜであるからといって必ずしもかぜ薬（総合感冒薬）を選択するのが最適とは限らない。発熱、咳、鼻水など症状がはっきりしている場合には、症状を効果的に緩和させるため、解熱鎮痛薬、鎮咳去痰薬、鼻炎を緩和させる薬などを選択することが望ましい。
d　かぜ薬は、細菌やウイルスの増殖を抑えたり、体内から取り除くことにより、咳や発熱などの諸症状の緩和を図るものである。

1（a、c）　2（b、c）　3（b、d）　4（a、d）

問22 かぜ薬の成分に関する記述について、（　　　）の中に入れるべき字句の正しい組合せを一つ選べ。

（　a　）は15歳未満の小児で水痘（水疱瘡（ぼうそう））又はインフルエンザにかかっているときには使用を避ける必要があるが、一般の生活者にとっては、かぜとインフルエンザとの識別は必ずしも容易でない。インフルエンザの流行期には解熱鎮痛成分が（　b　）や生薬成分のみからなる製品の選択を提案するなどの対応を図ることが重要である。

	a	b
1	アセトアミノフェン	エテンザミド
2	アセトアミノフェン	クロルフェニラミンマレイン酸塩
3	エテンザミド	クロルフェニラミンマレイン酸塩
4	エテンザミド	アセトアミノフェン
5	クロルフェニラミンマレイン酸塩	アセトアミノフェン

問23 **かぜ（感冒）の症状の緩和に用いられる漢方処方製剤に関する次の記述の正誤について、正しい組合せはどれか。**

a　葛根湯は、体力中等度以上のものの感冒の初期（汗をかいていないもの）、鼻かぜ、鼻炎、頭痛、肩こり、筋肉痛、手や肩の痛みに適すとされ、重篤な副作用はない。

b　麻黄湯は、体力中等度で、ときに脇腹（腹）からみぞおちあたりにかけて苦しく、食欲不振や口の苦味があり、舌に白苔がつくものの食欲不振、吐きけ、胃炎、胃痛、胃腸虚弱、疲労感、かぜの後期の諸症状に適すとされる。

c　柴胡桂枝湯は、体力虚弱で、神経過敏で気分がすぐれず胃腸の弱いもののかぜの初期、血の道症に適すとされる。

d　小青竜湯は、体力中等度又はやや虚弱で、うすい水様の痰を伴う咳や鼻水が出るものの気管支炎、気管支喘息、鼻炎、アレルギー性鼻炎、むくみ、感冒、花粉症に適すとされる。

	a	b	c	d
1	正	正	誤	正
2	正	正	正	誤
3	正	誤	正	誤
4	誤	誤	誤	正
5	誤	誤	誤	誤

問24 **解熱鎮痛薬の配合成分に関する次の記述の正誤について、正しい組合せはどれか。**

a　アセトアミノフェンは、主として中枢作用によって解熱・鎮痛をもたらすため、末梢における抗炎症作用は期待できない。

b　イブプロフェンが配合された一般用医薬品は、6歳以上であれば小児に対しても使用できる。

c　ボウイは、フトミミズ科のPheretima aspergillum Perrier又はその近縁動物の内部を除いたものを基原とする生薬で、古くから「熱さまし」として用いられてきた。

d　現在では、イソプロピルアンチピリンが一般用医薬品で唯一のピリン系解熱鎮痛成分となっている。

	a	b	c	d
1	正	誤	誤	正
2	誤	正	誤	誤
3	誤	誤	正	誤
4	誤	正	正	正
5	正	誤	正	誤

問25 眠気を促す薬に関する以下の記述のうち、正しいものの組み合わせを下から一つ選びなさい。

a　抗ヒスタミン成分を主薬とする催眠鎮静薬は、睡眠改善薬として、慢性的な睡眠障害（寝つきが悪い、眠りが浅い）の緩和に用いられる。
b　小児及び若年者では、抗ヒスタミン成分により、眠気とは反対の神経過敏や中枢興奮などが現れることがある。
c　ブロモバレリル尿素、アリルイソプロピルアセチル尿素は、反復して摂取すると依存を生じることがある。
d　ブロモバレリル尿素は、胎児に対する安全性が確立されているため、妊婦又は妊娠していると思われる女性でも使用が可能である。

1（a、b）　2（a、d）　3（b、c）　4（c、d）

問26 カフェインに関する記述のうち、正しいものの組み合わせを１つ選びなさい。

a　胃液分泌を抑制する作用がある。
b　腎臓におけるナトリウムイオンの再吸収抑制作用があり、利尿をもたらす。
c　眠気防止薬におけるカフェインの１回摂取量はカフェインとして200mg、１日摂取量はカフェインとして600mgが上限とされている。
d　作用は弱いながら反復摂取により依存を形成するという性質がある。

1（a、b）　2（a、c）　3（b、d）　4（c、d）

問27 鎮暈薬（乗物酔い防止薬）の配合成分に関する次の記述のうち、正しいものの組合せはどれか。

a　ジフェニドール塩酸塩は、排尿困難の症状がある人では、その症状を悪化させるおそれがある。

b　スコポラミン臭化水素酸塩水和物は、乗物酔い防止に古くから用いられている抗ヒスタミン成分である。

c　ジプロフィリンは、脳への抑制作用により、平衡感覚の混乱によるめまいを軽減させることを目的として、配合されている。

d　メクリジン塩酸塩は、他の抗ヒスタミン成分と比べて作用が現れるのが遅く持続時間が長い。

1（a、b）　2（a、c）　3（a、d）　4（b、c）　5（c、d）

問28　鎮咳去痰薬及びその配合成分に関する次の記述の正誤について、正しい組合せはどれか。

a　ノスカピン塩酸塩水和物は、気管支の平滑筋に直接作用して弛緩させ、気管支を拡張させることにより、咳や喘息の症状を鎮めることを目的として配合される。

b　カルボシステインは、痰の中の粘性タンパク質を溶解・低分子化して粘性を減少させるとともに、粘液成分の含量比を調整することにより、痰の切れを良くすることを目的として配合される。

c　麦門冬湯は、体力中等度以上で、咳が強くでるものの咳、気管支喘息、気管支炎、小児喘息、感冒、痔の痛みに用いられるが、胃腸の弱い人、発汗傾向の著しい人等には不向きとされる。

	a	b	c
1	正	正	正
2	正	誤	誤
3	誤	正	誤
4	誤	正	正
5	誤	誤	正

問29　鎮咳去痰薬に配合される生薬成分に関する記述のうち、誤っているものはどれか。

1　キョウニンは、バラ科のホンアンズ、アンズ等の種子を基原とする生薬で、体内で分解されて生じた代謝物の一部が延髄の呼吸中枢、咳嗽中枢を鎮静させる作用を示すとされる。

2　オウヒは、バラ科のヤマザクラ又はカスミザクラの樹皮を基原とする生薬で、去痰作用を期待して用いられる。

予想問題

3　バクモンドウは、ヒメハギ科のイトヒメハギの根を基原とする生薬で、去痰作用を期待して用いられる。
4　シャゼンソウは、オオバコ科のオオバコの花期の全草を基原とする生薬で、去痰作用を期待して用いられる。

問30　口腔咽喉薬及び含嗽薬（うがい薬）に関する次の記述のうち、誤っているものはどれか。

1　噴射式の液剤では、軽く息を吐きながら噴射することが望ましい。
2　口腔咽喉薬及び含嗽薬は、局所的な作用を目的とする医薬品であるため、全身的な影響を生じることはない。
3　含嗽薬は、水で用時希釈又は溶解して使用するものが多いが、調製した濃度が濃すぎても薄すぎても効果が十分得られない。
4　トローチ剤やドロップ剤は、有効成分が口腔内や咽頭部に行き渡るよう、口中に含み、噛まずにゆっくり溶かすようにして使用する。

問31　胃腸薬の配合成分に関する記述の正誤について、正しい組み合わせはどれか。

a　炭酸水素ナトリウムなど制酸成分を主体とする胃腸薬は、胃酸に対する中和作用が低下するため、炭酸飲料での服用は避けるべきである。
b　スクラルファートは、透析を受けている人は使用を避ける必要がある。
c　アズレンスルホン酸ナトリウムは、消化管内容物中に発生した気泡の分離を促すことを目的として配合されていることがある。
d　ピレンゼピン塩酸塩は、消化管の運動にほとんど影響を与えずに胃液の分泌を抑える作用を示すとされる。

	a	b	c	d
1	正	正	正	誤
2	正	正	誤	正
3	正	誤	正	正
4	誤	正	正	正
5	正	正	正	正

問32　腸の薬に関する次の記述の正誤について、正しい組合せを選びなさい。

a　ヒマシ油は、小腸でリパーゼの働きによって生じる分解物が、大腸を刺激することで瀉下作用をもたらす。

b　ピコスルファートナトリウムは、胃では分解されないが、小腸に生息する腸内細菌によって分解されて、小腸への刺激作用を示す。

c　酸化マグネシウムは、腸内容物の浸透圧を高めることで糞便中の水分量を増し、また、大腸を刺激して排便を促す。

d　マルツエキスは、瀉下薬の中でも強力な作用があるため、乳幼児には使用できない。

	a	b	c	d
1	正	正	誤	正
2	正	誤	正	誤
3	誤	誤	正	誤
4	誤	誤	誤	正
5	誤	正	正	正

問33　止瀉薬及びその配合成分に関する次の記述の正誤について、正しい組合せはどれか。

a　オウバクは、収斂作用のほか、抗菌作用、抗炎症作用も期待して用いられる。

b　木クレオソートは、腸管内の異常発酵等によって生じた有害な物質を吸着させることを目的として用いられる。

c　ロペラミド塩酸塩が配合された止瀉薬は、食べすぎ・飲みすぎによる下痢、寝冷えによる下痢のほか、食あたりや水あたりによる下痢の症状を鎮めることを目的として用いられる。

d　次没食子酸ビスマスは、細菌感染による下痢の症状を鎮めることを目的として用いられる。

	a	b	c	d
1	正	正	正	誤
2	正	誤	誤	正
3	正	誤	誤	誤
4	誤	正	誤	誤
5	誤	誤	正	正

問34 **胃腸鎮痛鎮痙薬の配合成分に関する次の記述の正誤について、正しい組合せはどれか。**

a　オキセサゼインは、胃腸鎮痛鎮痙薬と制酸薬の両方の目的で使用される。
b　パパベリン塩酸塩は、消化管の平滑筋に直接働いて胃腸の痙攣を鎮める作用を示すとされる。
c　抗コリン成分が配合された医薬品を使用した後は、重大な事故につながるおそれがあるため、乗物又は機械類の運転操作を避ける必要がある。
d　ロートエキスは、吸収された成分が母乳中に移行することはない。

	a	b	c	d
1	誤	誤	正	正
2	正	誤	誤	誤
3	誤	正	正	誤
4	正	正	正	誤
5	誤	正	誤	正

問35 **駆虫薬とその有効成分に関する記述の正誤について、正しい組み合わせはどれか。**

a　駆虫薬は、腸管内の寄生虫を駆除するために用いられる医薬品であり、一般用医薬品の駆虫薬が対象とする寄生虫は、回虫、蟯虫と条虫である。
b　複数の駆虫薬を併用しても駆虫効果が高まることはなく、組み合わせによってはかえって駆虫作用が減弱することもある。
c　サントニンは、アセチルコリン伝達を妨げて、回虫および蟯虫の運動筋を麻痺させる作用を示す。
d　パモ酸ピルビニウムは、蟯虫の呼吸や栄養分の代謝を抑えて殺虫作用を示すとされている。

	a	b	c	d
1	正	誤	正	誤
2	正	誤	正	正
3	正	正	誤	誤
4	誤	正	正	正
5	誤	正	誤	正

問36 **浣腸薬及びその配合成分に関する記述の正誤について、正しい組み合わせはどれか。**

a　腹痛が著しい場合や便秘に伴って吐きけや嘔吐が現れた場合には、急性腹症（腸管の狭窄、閉塞、腹腔内器官の炎症等）の可能性があり、浣腸薬の配合成分の刺激によってその症状を悪化させるおそれがある。
b　浣腸薬は、直腸内に適用される医薬品であり、繰り返し使用すると直腸の感受性が高まり効果が強くなる。
c　半量等を使用した注入剤は、残量を密封して冷所に保存すれば、感染のおそれがなく再利用することができる。
d　ビサコジルは、直腸内で徐々に分解して炭酸ガスの微細な気泡を発生することで直腸を刺激する作用を期待して用いられる。

	a	b	c	d
1	正	誤	誤	誤
2	正	正	誤	正
3	誤	誤	誤	正
4	誤	誤	正	正
5	誤	正	正	誤

予想問題

問37 **強心薬の配合成分に関する次の記述の正誤について、正しい組合せはどれか。**

a　センソは、ヒキガエル科のアジアヒキガエル等の耳腺の分泌物を集めたものを基原とする生薬で、微量で強い強心作用を示し、一般用医薬品では、1日用量が5mg以下となるよう用法・用量が定められている。
b　ゴオウは、ウシ科のサイカレイヨウ等の角を基原とする生薬で、強心作用のほか、呼吸中枢を刺激して呼吸機能を高めたり、意識をはっきりさせる等の作用があるとされる。
c　ジャコウは、シカ科のジャコウジカの雌の麝香腺分泌物を基原とする生薬で、強心作用のほか、末梢血管の拡張による血圧降下、興奮を鎮める等の作用があるとされる。
d　ロクジョウは、シカ科のCervus nippon Temminck、Cervus elaphus Linne、Cervus canadensis Erxleben又はその他同属動物の雄鹿の角化していない幼角を基原とする生薬で、強心作用のほか、強壮、血行促進等の作用があるとされる。

	a	b	c	d
1	正	正	誤	正
2	正	誤	正	誤
3	正	誤	誤	正
4	誤	正	誤	誤
5	誤	誤	正	誤

問38 **コレステロール及び高コレステロール改善薬に関する以下の記述の正誤について、正しい組み合わせを下から一つ選びなさい。**

a　高コレステロール改善薬は、ウエスト周囲径（腹囲）を減少させるなどの痩身効果を目的とする医薬品である。

b　医療機関で測定する検査値として、低密度リポタンパク質（ＬＤＬ）が40mg/dL未満、高密度リポタンパク質（ＨＤＬ）が150mg/ｄL以上のいずれかである状態を、脂質異常症という。

c　ビタミンEは、コレステロールの生合成抑制と排泄・異化促進作用、中性脂肪抑制作用、過酸化脂質分解作用を有すると言われている。

d　リノール酸は、コレステロールと結合して、代謝されやすいコレステロールエステルを形成するとされ、肝臓におけるコレステロールの代謝を促す効果を期待して用いられる。

	a	b	c	d
1	正	正	誤	誤
2	正	誤	正	正
3	誤	正	正	正
4	誤	誤	正	誤
5	誤	誤	誤	正

問39 **貧血用薬（鉄製剤）及びその配合成分に関する記述の正誤について、正しい組み合わせはどれか。**

a　貧血は、その原因によりビタミン欠乏性貧血、鉄欠乏性貧血等に分類されるが、鉄製剤で改善できるのは、鉄欠乏性貧血のみである。

b　鉄分の吸収は空腹時のほうが高いとされているが、消化器系への副作用を軽減するには、食後に服用することが望ましい。

c　服用の前後30分以内に緑茶やコーヒーを摂取すると、それらに含まれているタンニン酸によって、鉄の吸収が良くなる。

d　コバルトは、糖質・脂質・タンパク質の代謝をする際に働く酵素の構成物質であり、エネルギー合成を促進する目的で、硫酸コバルトが配合されている場合がある。

	a	b	c	d
1	誤	誤	正	正
2	正	誤	誤	正
3	正	正	誤	誤
4	正	正	正	誤
5	誤	正	正	正

問40　**循環器用薬に配合される成分に関する以下の記述の正誤について、正しい組み合わせを下から一つ選びなさい。**

a　コウカには、末梢の血行を促してうっ血を除く作用があるとされる。
b　ユビデカレノンは、エネルギー代謝に関与する酵素の働きを助ける成分で、摂取された栄養素からエネルギーが産生される際にビタミンB群とともに働く。
c　ヘプロニカート、イノシトールヘキサニコチネートは、いずれの化合物もニコチン酸が遊離し、そのニコチン酸の働きによって末梢の血液循環を改善する作用を示すとされる。
d　ルチンは、ビタミン様物質の一種で、高血圧における毛細血管の補強、強化の効果を期待して用いられる。

	a	b	c	d
1	正	正	正	正
2	正	正	誤	誤
3	正	誤	正	正
4	誤	正	正	誤
5	誤	誤	誤	正

問41　**外用痔疾用薬に配合される成分に関する以下の記述のうち、正しいものを一つ選びなさい。**

1　リドカイン塩酸塩は、皮膚や粘膜などの局所に適用されると、その周辺の知覚神経に作用して刺激の神経伝導を不可逆的に遮断する作用を示し、痔に伴う痛みや痒みを和らげる。

予想問題

2　アラントインは、血管収縮作用による止血効果を期待して配合されるアドレナリン作動成分である。
3　局所への穏やかな刺激によって痒みを抑える効果を期待して、熱感刺激を生じさせるカンフルが配合されることがある。
4　粘膜の保護・止血を目的とするタンニン酸と、鎮痛鎮痙作用を示すロートエキスとを組み合わせて用いられることもある。

問 42　次の記述は、漢方処方製剤に関するものである。該当する漢方処方製剤は以下のどれか。

体力虚弱で、冷え症で貧血の傾向があり疲労しやすく、ときに下腹部痛、頭重、めまい、肩こり、耳鳴り、動悸などを訴えるものの月経不順、月経異常、月経痛、更年期障害、産前産後あるいは流産による障害（貧血、疲労倦怠、めまい、むくみ）、めまい・立ちくらみ、頭重、肩こり、腰痛、足腰の冷え症、しもやけ、むくみ、しみ、耳鳴りに適すとされるが、胃腸の弱い人では、胃部不快感等の副作用が現れやすい等、不向きとされる。

1　小青竜湯
2　当帰芍薬散
3　牛車腎気丸
4　桂枝茯苓丸
5　乙字湯

問 43　アレルギー（過敏反応）及び内服アレルギー用薬の配合成分に関する記述の正誤について、正しい組み合わせはどれか。

a　アレルゲン（抗原）が皮膚や粘膜から体内に入り込むと、その物質を特異的に認識したヒスタミンによって、肥満細胞が刺激され、細胞間の刺激の伝達を担う生理活性物質である免疫グロブリン（抗体）が遊離する。
b　蕁麻疹は、食品を摂取することによって生じることもある。
c　メキタジンは、まれに重篤な副作用としてショック（アナフィラキシー）、肝機能障害、血小板減少を生じることがある。
d　ジフェンヒドラミンを含む成分については、吸収されたジフェンヒドラミンの一部が乳汁に移行して乳児に昏睡を生じるおそれがあるため、母乳を与える女性は使用を避けるか、使用する場合には授乳を避ける必要がある。

	a	b	c	d
1	正	誤	誤	誤
2	正	正	誤	正
3	誤	正	誤	誤
4	誤	正	正	正
5	誤	誤	正	誤

問44 内服アレルギー用薬に配合される生薬成分および漢方処方製剤に関する記述の正誤について、正しい組み合わせはどれか。

a　ケイガイは、発汗、解熱、鎮痛等の作用を有するとされ、鼻閉への効果を期待して用いられる。

b　茵蔯蒿湯は、体力中等度以上で、濃い鼻汁が出て、ときに熱感を伴うものの鼻づまり、慢性鼻炎、蓄膿症に適すとされる。

c　当帰飲子は、体力中等度以下で、冷え症で、皮膚が乾燥するものの湿疹・皮膚炎（分泌物の少ないもの）、痒みに適すとされる。

d　消風散は、体力中等度以上の人の皮膚疾患で、痒みが強くて分泌物が多く、ときに局所の熱感があるものの湿疹・皮膚炎、蕁麻疹、水虫、あせもに適すとされる。

	a	b	c	d
1	正	誤	正	誤
2	正	誤	正	正
3	正	正	誤	誤
4	誤	正	正	正
5	誤	正	誤	正

問45 鼻炎用点鼻薬に含まれている成分に関する次の記述の正誤について、正しい組合せはどれか。

a　ナファゾリン塩酸塩は、交感神経系を刺激して鼻粘膜を通っている血管を収縮させることにより、鼻粘膜の充血や腫れを和らげる。

b　クロモグリク酸ナトリウムは、肥満細胞からのヒスタミンの遊離を抑える。

c　ケトチフェンフマル酸塩は、鼻粘膜を清潔に保ち、細菌による二次感染を防止する。

d　リドカインは、鼻粘膜の過敏性や痛みや痒みを抑える。

	a	b	c	d
1	正	正	誤	誤
2	正	正	誤	正
3	正	誤	正	誤
4	誤	誤	誤	正
5	誤	誤	正	誤

問46 眼科用薬に関する記述の正誤について、正しい組合せを一つ選べ。

a ネオスチグミンメチル硫酸塩は、コリンエステラーゼの働きを抑え、毛様体におけるアセチルコリンの働きを助けることで、目の調節機能を改善する。

b コンドロイチン硫酸ナトリウムは、交感神経を刺激し、結膜を通っている血管を収縮させて目の充血を除去する。

c プラノプロフェンは、炎症の原因となる物質の生成を抑え、目の炎症を改善する。

d スルファメトキサゾールは、抗菌作用を示し、結膜炎やものもらい（麦粒腫）などの化膿性の症状を改善する。

	a	b	c	d
1	誤	正	正	誤
2	正	正	誤	正
3	正	誤	正	誤
4	誤	正	誤	正
5	正	誤	正	正

問47 皮膚に用いる薬に関する次の記述について、正しいものの組合せを選びなさい。

a 軟膏剤やクリーム剤は、いったん手の甲などに必要量を取ってから患部に塗布することが望ましい。

b じゅくじゅくと湿潤している患部には、軟膏よりも、有効成分の浸透性が高い液剤が適している。

c 外皮用薬は、表皮の角質層が柔らかくなることで、有効成分が浸透しやすくなることから、入浴後に用いるのが効果的とされる。

d スプレー剤やエアゾール剤を使用する際は、患部に十分な薬剤が浸透するように至近距離から連続して３秒以上噴霧する。

1（a、b） 2（a、c） 3（b、d） 4（c、d）

問48 外皮用薬に用いられるステロイド性抗炎症成分に関する記述の正誤について、正しい組み合わせを１つ選びなさい。

a 副腎髄質ホルモンと共通する化学構造（ステロイド骨格）を持つ。
b 末梢組織の免疫機能を低下させる。
c 水痘（水疱瘡）、みずむし、たむし又は化膿している患部について、症状を悪化させるおそれがある。
d 広範囲に生じた皮膚症状や、慢性の湿疹・皮膚炎を対象とするものではない。

	a	b	c	d
1	誤	誤	正	誤
2	正	正	誤	誤
3	誤	正	正	正
4	誤	正	誤	正
5	正	誤	誤	正

予想問題

問49 頭皮・毛根に作用する配合成分に関する記述のうち、正しいものの組み合わせはどれか。

a カルプロニウム塩化物は、末梢組織（適用局所）においてアセチルコリンに類似した作用を示し、頭皮の血管を拡張、毛根への血行を促すことによる発毛効果を期待して用いられる。
b カシュウは、タデ科のツルドクダミの塊根を基源とする生薬で、抗菌、血行促進、抗炎症などの作用を期待して用いられる。
c ヒノキチオールは、ヒノキ科のタイワンヒノキ等から得られた粉末成分で、頭皮における脂質代謝を高めて、余分な皮脂を取り除く作用を期待して用いられる。
d チクセツニンジンは、ウコギ科のトチバニンジンの根茎を、通例、湯通ししたものを基原とする生薬で、血行促進、抗炎症などの作用を期待して用いられる。

1（a、b） 2（a、c） 3（a、d） 4（b、c） 5（b、d）

問50 歯痛・歯槽膿漏薬及びその配合成分に関する次の記述の正誤について、正しい組合せはどれか。

a 歯痛薬は、歯の齲蝕（むし歯）が修復されることにより歯痛を応急的に鎮めることを目的とする一般用医薬品である。

b セチルピリジニウム塩化物は、歯肉溝での細菌の繁殖を抑える殺菌消毒成分である。

c カミツレはキク科のカミツレの頭花を基原とする生薬で、抗炎症、抗菌などの作用を期待して用いられる。

d イソプロピルメチルフェノールは、炎症を起こした歯周組織からの出血を抑える作用を期待して配合されている。

	a	b	c	d
1	正	正	誤	誤
2	誤	正	正	誤
3	正	誤	正	誤
4	誤	誤	誤	正
5	誤	正	誤	正

問51 禁煙補助剤に関する次の記述について、誤っているものを１つ選びなさい。

1 脳梗塞・脳出血等の急性期脳血管障害、重い心臓病等の基礎疾患がある人では、循環器系に重大な悪影響を及ぼすおそれがあるため、使用を避ける必要がある。

2 うつ病と診断されたことのある人では、禁煙時の離脱症状により、うつ症状を悪化させることがあるため、使用を避ける必要がある。

3 ニコチンは、アドレナリン作動成分が配合された医薬品の作用を増強させるおそれがある。

4 口腔内がアルカリ性になるとニコチンの吸収が低下するため、コーヒーや炭酸飲料などの食品を摂取した後しばらくは使用を避けることとされている。

問52 ビタミン成分に関する以下の記述のうち、正しいものを一つ選びなさい。

1 ビタミンB_1は、タンパク質の代謝に関与し、皮膚や粘膜の健康維持、神経機能の維持に重要な栄養素である。

2　ビタミンB_2は、脂質の代謝に関与し、皮膚や粘膜の機能を正常に保つために重要な栄養素であり、尿が黄色くなることがある。
3　ビタミンB_6は、赤血球の形成を助け、また、神経機能を正常に保つために重要な栄養素である。
4　ビタミンB_{12}は、炭水化物からのエネルギー産生に不可欠な栄養素で、神経の正常な働きを維持する作用があり、腸管運動を促進する働きもある。

問53　滋養強壮保健薬に含まれている成分に関する以下の記述の正誤について、正しい組み合わせを下から一つ選びなさい。

a　システインは、肝臓においてアルコールを分解する酵素の働きを助け、アセトアルデヒドの代謝を促す働きがあるとされる。
b　アスパラギン酸ナトリウムは、乳酸の分解を促す働きを期待して用いられる。
c　アミノエチルスルホン酸（タウリン）は、体のあらゆる部分に存在し、細胞の機能が正常に働くために重要な物質であり、肝臓機能を改善する働きがあるとされている。
d　グルクロノラクトンは、肝臓の働きを助け、肝血流を促進する働きがあり、全身倦怠感や疲労時の栄養補給を目的として配合されている場合がある。

	a	b	c	d
1	正	正	正	正
2	正	誤	誤	正
3	誤	正	正	正
4	誤	正	誤	誤
5	誤	誤	正	誤

問54　漢方処方製剤に関する以下の記述の正誤について、正しい組み合わせはどれか。

a　患者の「証」に合わないものが選択された場合には、効果が得られないばかりでなく、副作用を生じやすくなる。
b　作用が穏やかであるため、間質性肺炎や肝機能障害のような重篤な副作用は起きない。
c　漢方医学は古来に中国から伝わったもので、現代中国で利用されている中医学に基づく薬剤を漢方処方製剤として使用している。
d　用法用量において適用年齢の下限が設けられていない場合でも、生後３ヶ月未満の乳児には使用しないこととされている。

	a	b	c	d
1	正	正	誤	誤
2	誤	正	正	正
3	誤	誤	正	誤
4	正	誤	誤	正
5	正	正	正	誤

問55 次の漢方処方製剤のしばり（使用制限）と適用となる症状に関する記述の正誤について、正しい組合せはどれか。

	漢方処方製剤	しばり（使用制限）	適用となる症状
a	防風通聖散	体力中等度以下で、口渇があり、尿量少なく、便秘するもの	蕁麻疹、口内炎、湿疹・皮膚炎、皮膚のかゆみ
b	防已黄耆湯	体力中等度以下で、疲れやすく、汗のかきやすい傾向があるもの	肥満に伴う関節の腫れや痛み、むくみ、多汗症、肥満症（筋肉にしまりのない、いわゆる水ぶとり）
c	十全大補湯	体力が充実して、脇腹からみぞおちあたりにかけて苦しく、便秘の傾向があるもの	胃炎、常習便秘、高血圧や肥満に伴う肩こり・頭痛・便秘、神経症、肥満症
d	清上防風湯	体力中等度以上で、赤ら顔でときにのぼせがあるもの	にきび、顔面・頭部の湿疹・皮膚炎、赤鼻（酒さ）

	a	b	c	d
1	誤	正	誤	正
2	正	誤	誤	正
3	誤	正	正	誤
4	正	正	正	誤
5	誤	誤	正	正

問56 消毒薬に関する以下の記述の正誤について、正しい組み合わせはどれか。

a 消毒薬が微生物を死滅させる仕組み及び効果は、殺菌消毒成分の種類、濃度、温度、時間、消毒対象物の汚染度、微生物の種類や状態などによって異なる。

b　クレゾール石ケン液は、結核菌を含む一般細菌類、真菌類に対して比較的広い殺菌消毒作用を示すが、大部分のウイルスに対する殺菌消毒作用はない。

c　イソプロパノールは、結核菌を含む一般細菌類、真菌類に対して殺菌消毒作用を示すが、ウイルスに対する殺菌消毒作用はない。

d　次亜塩素酸ナトリウムは強い酸化力により、一般細菌類、真菌類、ウイルス全般に対して殺菌消毒作用を示す。

	a	b	c	d
1	正	正	正	誤
2	正	誤	正	正
3	誤	正	正	誤
4	正	正	誤	正
5	誤	誤	誤	正

問57　以下の記述にあてはまる殺虫剤の成分として、最も適切なものを下から一つ選びなさい。

予想問題

除虫菊の成分から開発された成分で、比較的速やかに自然分解して残効性が低いため、家庭用殺虫剤に広く用いられている。

1　ジクロルボス
2　オルトジクロロベンゼン
3　フェニトロチオン
4　プロポクスル
5　ペルメトリン

問58　殺虫剤の配合成分に関する次の記述のうち、（　　）の中に入れるべき字句の正しい組合せはどれか。

プロポクスルは、代表的な（a）系殺虫成分であり、殺虫作用はアセチルコリンを分解する酵素（アセチルコリンエステラーゼ）と（b）に結合してその働きを阻害することによる。一般に有機リン系殺虫成分に比べて毒性は（c）。

	a	b	c
1	カーバメイト	不可逆的	高い

2	カーバメイト	可逆的	低い
3	カーバメイト	不可逆的	低い
4	ピレスロイド	不可逆的	低い
5	ピレスロイド	可逆的	高い

問59 一般用検査薬に関する以下の記述の正誤について、正しい組み合わせはどれか。

a　一般の生活者が正しく用いて原因疾患を把握し、一般用医薬品による速やかな治療につなげることを目的として用いられる。

b　いかなる検査薬においても偽陰性・偽陽性を完全に排除することは困難である。

c　一般用検査薬の対象には、悪性腫瘍、心筋梗塞や遺伝性疾患等、重大な疾患の診断に関係するものが含まれる。

d　尿糖値に異常を生じる要因は、一般に高血糖と結びつけて捉えられることが多いが、腎性糖尿等のように高血糖を伴わない場合もある。

	a	b	c	d
1	誤	正	誤	正
2	正	誤	誤	正
3	誤	正	誤	誤
4	正	誤	正	誤
5	誤	誤	正	正

問60 妊娠検査薬に関する記述のうち、正しいものの組み合わせを１つ選びなさい。

a　尿中の卵胞刺激ホルモン（ＦＳＨ）の有無を調べるものである。

b　妊娠の早期判定の補助として使用するものであり、その結果をもって直ちに妊娠しているか否かを断定することはできない。

c　尿中ｈＣＧの検出反応は、ｈＣＧと特異的に反応する抗体や酵素を用いた反応であるため、温度の影響を受けることはない。

d　月経予定日が過ぎて概ね１週目以降の検査が推奨されている。

1（a、b）　2（a、c）　3（b、d）　4（c、d）

人体の働きと医薬品

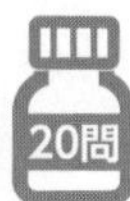

問61 胆嚢及び肝臓に関する以下の記述の正誤について、正しい組み合わせを下から一つ選びなさい。

a　胆嚢は、肝臓で産生された胆汁を濃縮して蓄える器官で、十二指腸に内容物が入ってくると収縮して腸管内に胆汁を送り込む。
b　腸内に放出された胆汁酸塩の大部分は、小腸で再吸収されて肝臓に戻される。
c　肝臓は脂溶性ビタミンであるビタミンA、Dの貯蔵臓器であるが、水溶性ビタミンであるビタミンB_6やB_{12}の貯蔵臓器ではない。
d　小腸で吸収されたブドウ糖は、血液によって肝臓に運ばれてグルコースとして蓄えられる。

	a	b	c	d
1	正	正	誤	誤
2	正	誤	正	正
3	正	誤	正	誤
4	誤	正	正	誤
5	誤	誤	誤	正

問62 呼吸器系に関する次の記述のうち、正しいものの組合せはどれか。

a　喉頭の後壁にある扁桃はリンパ組織が集まってできていて、気道に侵入してくる細菌、ウイルス等に対する免疫反応が行われる。
b　鼻汁にはリゾチームが含まれ、気道の防御機構の一つとなっている。
c　肺自体には肺を動かす筋組織がないため、自力で膨らんだり縮んだりするのではなく、横隔膜や肋間筋によって拡張・収縮して呼吸運動が行われている。
d　肺胞の壁を介して、心臓から送られてくる血液から酸素が肺胞気中に拡散し、代わりに二酸化炭素が血液中の赤血球に取り込まれるガス交換が行われる。

1（a、b）　2（a、c）　3（a、d）　4（b、c）　5（b、d）

問63 心臓及び血管系に関する以下の記述について、（　　）の中に入れるべき字句の正しい組み合わせはどれか。なお、２箇所の（a）及び３箇所の（b）内はそれぞれ同じ字句が入る。

心臓の内部は上部左右の（a）、下部左右の（b）に分かれている。（a）で血液を集めて（b）に送り、（b）から血液を拍出する。心臓から拍出された血液を送る血管を（c）といい、心臓へ戻る血液を送る血管を（d）という。

	a	b	c	d
1	心室	心房	静脈	動脈
2	心房	心室	静脈	動脈
3	心室	心房	動脈	静脈
4	心房	心室	動脈	静脈

問64 血漿に関する以下の記述について、（　　）の中に入れるべき字句の正しい組み合わせはどれか。なお、２箇所の（a）、（b）内はそれぞれ同じ字句が入る。

90％以上が水分からなり、（a）、（b）等のタンパク質のほか、微量の脂質、糖質、電解質を含む。（a）は、その多くが、免疫反応において、体内に侵入した細菌やウイルス等の異物を特異的に認識する抗体としての役割を担う。（b）は、血液の浸透圧を保持する（血漿成分が血管から組織中に漏れ出るのを防ぐ）働きがあるほか、ホルモンや医薬品の成分等と複合体を形成して、それらが血液によって運ばれるときに代謝や排泄を受けにくくする。（c）は、血漿中のタンパク質と結合してリポタンパク質を形成し、血漿中に分散している。

	a	b	c
1	グロブリン	アルブミン	脂質
2	アルブミン	グロブリン	糖質
3	アルブミン	グロブリン	脂質
4	グロブリン	アルブミン	糖質

問65 次の記述は、目に関するものである。正しいものの組み合わせはどれか。

a　角膜や水晶体には血管が通っていないため、組織液（房水）によって栄養分や酸素が供給されている。

b　水晶体は、その周りを囲んでいる毛様体の収縮・弛緩によって、遠くの物を見るときは丸く厚みが増し、近くの物を見るときには扁平になる。

c　視細胞が光を感じる反応に不可欠なビタミンEの不足は、夜盲症の原因となる。

d　結膜の充血では、白目の部分だけでなく眼瞼の裏側も赤くなる。

1（a、b）　2（a、d）　3（b、c）　4（c、d）

問66　外皮系に関する次の記述の正誤について、正しい組合せはどれか。

a　メラニン色素は、皮下組織にあるメラニン産生細胞（メラノサイト）で産生され、太陽光に含まれる紫外線から皮膚組織を防護する役割がある。

b　皮脂は、皮膚を潤いのある柔軟な状態に保つとともに、外部からの異物に対する保護膜としての働きがある。

c　角質層は、細胞膜が丈夫な繊維性のセラミドでできた板状の角質細胞と、ケラチンを主成分とする細胞間脂質で構成されている。

d　汗腺には、アポクリン腺とエクリン腺の２種類があり、アポクリン腺は手のひらなど毛根がないところも含め全身に分布する。

	a	b	c	d
1	正	正	誤	誤
2	正	誤	誤	正
3	正	誤	正	誤
4	誤	正	正	正
5	誤	正	誤	誤

問67　骨と関節に関する記述のうち、正しいものの組み合わせを１つ選びなさい。

a　骨組織は、炭酸カルシウムやリン酸カルシウム等の無機質からなり、タンパク質等の有機質は存在しない。

b　骨は生きた組織であるが､成長が停止した後は骨の新陳代謝は行われない。

c　赤血球や白血球、血小板は、骨髄に存在する造血幹細胞から分化することにより、体内に供給される。

d　骨の基本構造は、主部となる骨質、骨質表面を覆う骨膜、骨質内部の骨髄、骨の接合部にある関節軟骨の四組織からなる。

1（a、b） 2（a、c） 3（b、d） 4（c、d）

問68 **筋組織に関する次の記述について、誤っているものを１つ選びなさい。**

1 筋組織は、筋細胞（筋線維）とそれらをつなぐ結合組織からなり、その機能や形態によって、骨格筋と平滑筋のいずれかに分類される。
2 骨格筋は、横紋筋とも呼ばれ、収縮力が強く、自分の意識通りに動かすことができる随意筋である。
3 平滑筋は、消化管壁、血管壁、膀胱等に分布し、比較的弱い力で持続的に収縮する特徴がある。
4 随意筋は体性神経系（運動神経）に支配され、不随意筋は自律神経系に支配されている。

問69 **交感神経系が活発になっているとき、各臓器・器官（効果器）とその効果器に生じる主な反応との関係の正誤について、正しい組み合わせはどれか。**

	（臓器・器官）		（主な反応）
a	目	―	瞳孔収縮
b	心臓	―	心拍数減少
c	気管、気管支	―	収縮
d	胃	―	胃液分泌亢進

	a	b	c	d
1	誤	誤	誤	正
2	誤	誤	正	誤
3	誤	正	誤	誤
4	正	誤	誤	誤
5	誤	誤	誤	誤

問70 **精神神経系に現れる副作用に関する記述の正誤について、正しい組み合わせはどれか。**

a 精神神経症状の発生は、医薬品の大量服用や長期連用、乳幼児への適用外の使用等の不適正な使用がなされた場合に限られる。
b 無菌性髄膜炎は、医薬品の副作用が原因の場合、全身性エリテマトーデス、混合性結合組織病、関節リウマチ等の基礎疾患がある人で発症リスクが高い。

c　無菌性髄膜炎は、多くの場合、発症は急性で、首筋のつっぱりを伴った激しい頭痛、発熱、吐きけ・嘔吐、意識混濁等の症状が現れる。

d　心臓や血管に作用する医薬品により、浮動感（体がふわふわと宙に浮いたような感じ）、不安定感（体がぐらぐらする感じ）等が生じることがある。

	a	b	c	d
1	正	誤	正	誤
2	正	誤	誤	正
3	誤	正	正	正
4	誤	正	誤	正
5	誤	誤	正	正

問71　消化器系に現れる医薬品の副作用に関する次の記述の正誤について、正しい組合せはどれか。

a　消化性潰瘍は、消化管出血に伴って糞便が黒くなる。

b　イレウス様症状は、普段から下痢傾向がある人において発症のリスクが高い。

c　浣腸剤や坐剤の使用によって現れる一過性の症状に、肛門部の熱感等の刺激、排便直後の立ちくらみなどがある。

d　イレウス様症状が悪化すると、腸内容物の逆流による嘔吐が原因で脱水症状を呈することがある。

	a	b	c	d
1	正	正	誤	正
2	誤	正	誤	誤
3	誤	誤	正	誤
4	正	誤	正	正
5	誤	誤	誤	正

問72　脳や神経系の働きに関する次の記述の正誤について、正しい組合せを選びなさい。

a　脳の血管は、末梢に比べて物質の透過に関する選択性が低く、タンパク質などの大分子や小分子でもイオン化した物質は血液中から脳の組織へ移行しやすい。

b　脊髄には、心拍数を調節する心臓中枢、呼吸を調節する呼吸中枢がある。
c　脳において、血液の循環量は心拍出量の約15%、酸素の消費量は全身の約20%、ブドウ糖の消費量は全身の約25%である。
d　エクリン腺を支配する交感神経線維の末端ではアセチルコリンが神経伝達物質として放出されるが、アポクリン腺を支配する交感神経線維の末端ではノルアドレナリンが神経伝達物質として放出される。

	a	b	c	d
1	正	誤	誤	誤
2	正	正	誤	誤
3	誤	誤	正	正
4	誤	正	正	誤
5	正	正	誤	正

問73　薬の吸収、分布、代謝及び排泄に関する記述のうち、正しいものの組み合わせはどれか。

a　経口投与後、消化管で吸収された有効成分は、消化管の毛細血管から血液中へ移行する。
b　有効成分が代謝されると、作用を失ったり（不活性化）、作用が現れたり（代謝的活性化）、あるいは体外へ排泄されやすい脂溶性の物質に変化したりする。
c　有効成分と血漿タンパク質により形成された複合体は腎臓で速やかに濾過され尿中に排泄される。
d　循環血液中に移行した有効成分は、主として肝細胞の薬物代謝酵素によって代謝を受ける。

1（a、c）　2（b、c）　3（b、d）　4（a、d）

問74　薬の体内での働きに関する次の記述について、（　　）に入れるべき字句の正しい組合せを選びなさい。

循環血液中に移行した有効成分は、血流によって全身の組織・器官へ運ばれて作用するが、多くの場合、標的となる細胞に存在する（　a　）、酵素、（　b　）などの（　c　）と結合し、その機能を変化させることで薬効や副作用を現す。

	a	b	c
1	受容体	トランスポーター	ホルモン
2	受容体	複合体	ホルモン
3	受容体	トランスポーター	タンパク質
4	細胞核	複合体	タンパク質
5	細胞核	トランスポーター	タンパク質

問75 医薬品の有効成分の吸収に関する次の記述について、正しい組合せを選びなさい。

a 鼻腔の粘膜に適用する一般用医薬品には全身作用を目的とした点鼻薬はなく、いずれの医薬品も、鼻腔粘膜への局所作用を目的として用いられる。
b 錠剤、カプセル剤等の固形剤の場合、消化管で吸収される前に、錠剤等が消化管内で崩壊して、有効成分が溶け出さなければならず、小腸で有効成分が溶出するものが大部分である。
c 口腔粘膜を通っている静脈血は肝臓を経由せずに心臓に至るため、口腔粘膜から吸収されて循環血液中に入った成分は、初めに肝臓で代謝を受けることなく全身に分布する。
d 一般に、消化管からの吸収は、濃度の低い方から高い方へ能動的に拡散していく現象である。

	a	b	c	d
1	誤	誤	正	正
2	誤	正	正	誤
3	正	正	誤	正
4	正	誤	正	誤
5	正	正	誤	誤

問76 医薬品の剤形、適切な使用方法に関する記述の正誤について、正しい組み合わせはどれか。

a 口腔内崩壊錠は、口の中の唾液で速やかに溶ける工夫がなされているため、水なしで服用することができる。
b チュアブル錠は、口の中で舐めたり噛み砕いたりして服用する剤形であり、水なしでも服用できる。
c 経口液剤は、固形製剤よりも飲みやすく、服用後、消化管からの吸収が比較的遅いという特徴がある。

d　一般的には、適用する部位の状態に応じて、適用部位を水から遮断したい場合等にはクリーム剤を用い、患部を水で洗い流したい場合等には軟膏剤を用いる。

	a	b	c	d
1	正	正	正	正
2	正	正	誤	誤
3	正	誤	正	誤
4	誤	正	正	誤
5	誤	誤	誤	正

問77　医薬品の副作用として現れる肝機能障害に関する次の記述のうち、正しいものの組合せはどれか。

a　医薬品により生じる肝機能障害は、有効成分又はその代謝物の直接的肝毒性が原因で起きる中毒性のものに限定される。
b　軽度の肝機能障害の場合、健康診断等の血液検査（肝機能検査値の悪化）で初めて判明することが多い。
c　黄疸とは、ビリルビン（黄色色素）が胆汁中へ排出されたことにより生じる、皮膚や白眼が黄色くなる病態である。
d　肝機能障害が疑われるにも関わらず、漫然と原因と考えられる医薬品を使用し続けると、肝不全を生じ、死に至ることもある。

1（a、c）　2（a、d）　3（b、c）　4（b、d）　5（c、d）

問78　医薬品の副作用として現れる偽アルドステロン症に関する次の記述の正誤について、正しい組合せはどれか。

a　偽アルドステロン症とは、アルドステロン分泌が増加していないにもかかわらず、体内にカリウムが貯留し、体から塩分（ナトリウム）と水が失われることによって生じる病態である。
b　主な症状には、手足の脱力、血圧上昇、筋肉痛、こむら返り、倦怠感、手足のしびれ等がある。
c　低身長、低体重など体表面積が小さい者や高齢者で生じやすい。

	a	b	c
1	誤	正	正

2	誤	誤	正
3	誤	正	誤
4	正	正	正
5	正	誤	誤

問79 間質性肺炎に関する記述の正誤について、正しい組み合わせはどれか。

a　間質性肺炎の症状は、かぜや気管支炎の症状と区別が難しいことがある。
b　間質性肺炎は、気管支又は肺胞が細菌に感染して炎症を生じたものである。
c　間質性肺炎は、原因となる医薬品の使用開始から１～２週間程度で起きることが多く、必ず発熱を伴う。
d　間質性肺炎が悪化しても、肺線維症（肺が線維化を起こして硬くなる状態）となることはない。

	a	b	c	d
1	正	正	誤	誤
2	誤	正	正	誤
3	誤	誤	正	正
4	誤	誤	誤	正
5	正	誤	誤	誤

予想問題

問80 循環器系に現れる副作用に関する記述について、（　　）の中に入れるべき字句の正しい組み合わせはどれか。

（a）とは、全身が必要とする量の血液を心臓から送り出すことができなくなり、肺に血液が貯留して、種々の症状を示す疾患である。
（b）とは、心筋の自動性や興奮伝導の異常が原因で心臓の拍動リズムが乱れる病態で、めまい、立ちくらみ、全身のだるさ（疲労感）、動悸、息切れ、胸部の不快感、脈の欠落等の症状が現れる。

	a	b
1	狭心症	不整脈
2	狭心症	心筋梗塞
3	うっ血性心不全	不整脈
4	うっ血性心不全	心筋梗塞
5	不整脈	心筋梗塞

薬事に関する法規と制度

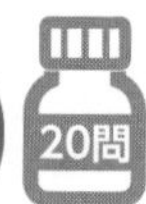

問81　次の記述は、医薬品医療機器等法第１条の条文である。（　　）の中に入れるべき字句の正しい組合せはどれか。

この法律は、医薬品、医薬部外品、化粧品、医療機器及び再生医療等製品（以下「医薬品等」という。）の品質、有効性及び安全性の確保並びにこれらの使用による保健衛生上の危害の発生及び（ａ）のために必要な規制を行うとともに、（ｂ）の規制に関する措置を講ずるほか、医療上特にその必要性が高い医薬品、医療機器及び再生医療等製品の（ｃ）のために必要な措置を講ずることにより、保健衛生の向上を図ることを目的とする。

	a	b	c
1	まん延の予防	指定薬物	適正使用の推進
2	拡大の防止	指定薬物	適正使用の推進
3	拡大の防止	麻薬及び向精神薬	適正使用の推進
4	まん延の予防	麻薬及び向精神薬	研究開発の促進
5	拡大の防止	指定薬物	研究開発の促進

問82　医薬品に関する次の記述の正誤について、正しい組合せを選びなさい。

a　一般用医薬品及び要指導医薬品には、使用方法として注射により使用されるものが含まれる。

b　一般用医薬品は、あらかじめ定められた用量に基づき、適正使用することによって効果を期待するものである。

c　効能効果の表現について、一般用医薬品では、一般の生活者が判断できる症状で示されているのに対し、要指導医薬品では診断疾患名のみが示されている。

d　卸売販売業者は、配置販売業者に対し、一般用医薬品及び要指導医薬品を販売又は授与することができる。

	a	b	c	d
1	正	誤	正	正
2	正	正	誤	誤
3	正	誤	誤	誤
4	誤	誤	正	誤

5	誤	正	誤	誤

問83 毒薬又は劇薬に関する以下の記述の正誤について、正しい組み合わせはどれか。

a　毒薬を、14歳未満の者に交付することは禁止されている。

b　現在のところ、一般用医薬品で毒薬に該当するものはない。

c　業務上劇薬を取り扱う者は、劇薬を貯蔵し、又は陳列する場所には、必ず鍵を施さなければならない。

d　劇薬とは、医薬品医療機器等法第44条第２項の規定に基づき、劇性が強いものとして厚生労働大臣が薬事・食品衛生審議会の意見を聴いて指定する医薬品をいう。

	a	b	c	d
1	正	正	誤	正
2	正	誤	正	誤
3	誤	正	正	誤
4	正	誤	誤	正
5	誤	正	正	正

問84 一般用医薬品のリスク区分に関する記述のうち、誤っているものはどれか。

1　一般用医薬品は、購入者等がそのリスクの程度について判別しやすいよう、各製品の外部の容器又は被包に、当該医薬品が分類されたリスク区分ごとに定められた事項を記載することが義務づけられている。

2　第１類医薬品には、その副作用等により日常生活に支障を来す程度の健康被害が生じるおそれがある医薬品のうち、その使用に関し特に注意が必要なものとして厚生労働大臣が指定するものが含まれる。

3　第２類医薬品は、その副作用等により、日常生活に支障を来す程度ではないが身体の変調・不調が起こるおそれがある保健衛生上のリスクが比較的低い一般用医薬品である。

4　厚生労働大臣は、第１類医薬品又は第２類医薬品の指定に資するよう医薬品に関する情報の収集に努めるとともに、必要に応じてこれらの指定を変更しなければならない。

問85 医薬品医療機器等法第50条に基づき、医薬品の直接の容器又は被包に記載されていなければならない事項として誤っているものはどれか。ただし、厚生労働省令で定める表示の特例に関する規定は考慮しなくてよい。

1 効能又は効果
2 一般用医薬品にあっては、リスク区分を示す字句
3 製造番号又は製造記号
4 重量、容量又は個数等の内容量
5 製造販売業者の氏名又は名称及び住所

問86 医薬部外品と化粧品に関する以下の記述の正誤について、正しい組み合わせはどれか。

a 医薬部外品を、業として、製造販売する場合は、製造販売業の許可が必要である。
b 医薬部外品を、業として、販売する場合は、販売業の許可が必要である。
c 化粧品を、業として、製造する場合は、製造業の許可が必要である。
d 化粧品を、業として、販売する場合は、販売業の許可が必要である。

	a	b	c	d
1	正	誤	誤	誤
2	正	誤	正	誤
3	誤	正	正	正
4	誤	正	誤	誤
5	誤	誤	正	正

問87 保健機能食品等の食品に関する次の記述の正誤について、正しい組合せはどれか。

a 特定保健用食品は、健康増進法に基づく許可又は承認を受けて、食生活において特定の保健の目的で摂取をする者に対し、その摂取により当該保健の目的が期待できる旨の表示をする食品である。
b 特別用途食品（特定保健用食品を除く。）は、健康増進法に基づく許可又は承認を受けて、乳児、幼児、妊産婦又は病者の発育又は健康の保持若しくは回復の用に供することが適当な旨を医学的・栄養学的表現で記載し、かつ、用途を限定した食品である。

c　機能性表示食品は、安全性及び機能性に関する審査を受け、消費者庁長官の許可を受けた食品である。

d　特定保健用食品、特別用途食品、機能性表示食品を総称して、保健機能食品といい、食生活を通じた健康の保持増進を目的として摂取される食品である。

	a	b	c	d
1	正	誤	正	正
2	誤	正	誤	正
3	正	正	正	誤
4	誤	誤	正	誤
5	正	正	誤	誤

問 88　医薬品の販売業に関する次の記述の正誤について、正しい組合せはどれか。

a　医薬品の販売業の許可は、医薬品医療機器等法第25条において、店舗販売業の許可、配置販売業の許可又は卸売販売業の許可の３種類に分けられている。

b　卸売販売業の許可を受けた者は、業として一般の生活者に対して直接医薬品を販売することができる。

c　医薬品販売業の許可は、５年ごとに、その更新を受けなければ、その期間の経過によって、その効力を失う。

	a	b	c
1	正	正	誤
2	正	誤	誤
3	正	正	正
4	誤	正	正
5	誤	誤	誤

問 89　薬局に関する次の記述の正誤について、正しい組合せはどれか。

a　薬局開設者が登録販売者であるときは、自ら管理者となることができる。

b　調剤を実施する薬局は、医療法における医療提供施設として位置づけられる。

c　病院又は診療所の調剤所は、薬局としての開設の許可を受けなければ、薬局の名称を付してはならない。
d　薬局において医薬品の販売を行うためには、薬局の許可と併せて店舗販売業の許可も受けなければならない。

	a	b	c	d
1	正	正	誤	誤
2	誤	誤	正	正
3	正	誤	正	誤
4	誤	誤	誤	正
5	誤	正	誤	誤

問90 店舗販売業に関する次の記述の正誤について、正しい組合せはどれか。

a　店舗販売業においては、薬剤師が従事していれば調剤を行うことができる。
b　過去5年間のうち、薬局において一般従事者として薬剤師の管理及び指導の下に実務に従事した期間が通算して２年以上ある登録販売者は、第一類医薬品を販売する店舗における店舗管理者になることができる。
c　店舗管理者は、その店舗の所在地の都道府県知事にあらかじめ届出をすれば、その店舗以外の場所で業として店舗の管理その他薬事に関する実務に従事することができる。

	a	b	c
1	正	正	誤
2	正	誤	正
3	誤	正	正
4	誤	誤	誤

問91 配置販売業に関する次の記述の正誤について、正しい組合せはどれか。

a　配置販売業の許可は、一般用医薬品を配置しようとする区域をその区域に含む都道府県ごとに、その都道府県知事が与える。
b　配置販売業者又はその配置員は、医薬品の配置販売に従事しようとする区域の都道府県ごとに、その都道府県知事が発行する身分証明書を携帯しなければ、医薬品の配置販売に従事してはならない。
c　配置販売業者又はその配置員は、医薬品の配置販売に従事しようとするときは、配置販売業者の氏名及び住所、配置販売に従事する者の氏名及び住所並びに区域及びその期間を、あらかじめ、配置販売に従事しようとする区域の都道府県知事に届け出なければならない。

d　配置販売業者は、その業務に係る都道府県の区域のうち、区域管理者が薬剤師である区域において、第一類医薬品を開封して分割販売することが認められている。

	a	b	c	d
1	誤	正	誤	誤
2	正	誤	正	誤
3	誤	正	正	正
4	正	正	正	誤
5	正	誤	誤	正

問92　店舗販売業における要指導医薬品及び一般用医薬品の陳列に関する記述の正誤について、正しい組み合わせはどれか。

a　医薬品を他の物と区別して陳列しなければならない。

b　要指導医薬品を要指導医薬品陳列区画（薬局等構造設備規則に規定する要指導医薬品陳列区画をいう。）の内部の陳列設備、鍵をかけた陳列設備、又は要指導医薬品を購入しようとする者等が直接手の触れられない陳列設備に陳列しなければならない。

c　第３類医薬品を薬局等構造設備規則に規定する「情報提供を行うための設備」から７メートル以内の範囲に陳列しなければならない。

d　要指導医薬品及び一般用医薬品を混在させないように陳列しなければならない。

	a	b	c	d
1	誤	正	正	誤
2	正	正	誤	正
3	正	誤	正	誤
4	誤	正	誤	正
5	正	誤	正	正

問93　医薬品医療機器等法第29条の４に基づき、店舗販売業者が、当該店舗の見やすい位置に掲示板で掲示しなければならない事項に関する次の記述のうち、正しいものの組合せはどれか。

a　店舗に勤務する者の名札等による区別に関する説明

予想問題

b　店舗の平面図
c　取り扱う要指導医薬品の品名
d　店舗販売業者の氏名又は名称、店舗販売業の許可証の記載事項

1（a、b）　2（a、d）　3（b、c）　4（b、d）　5（c、d）

問94　特定販売に関する以下の記述の正誤について、正しい組み合わせを下から一つ選びなさい。

a　特定販売とは、その薬局又は店舗におけるその薬局又は店舗以外の場所にいる者に対する一般用医薬品又は薬局製造販売医薬品（毒薬及び劇薬であるものを除く。）の販売又は授与のことである。
b　特定販売を行うときは、特定販売を行っている当該薬局又は店舗に貯蔵又は陳列している一般用医薬品又は薬局製造販売医薬品（毒薬及び劇薬であるものを除く。）を販売しなければならない。
c　特定販売を行うことについてインターネットを利用して広告するときはホームページに、医薬品による健康被害の救済制度に関する解説を見やすく表示しなければならない。
d　特定販売を行う場合であっても、一般用医薬品を購入しようとする者から、対面又は電話により相談応需の希望があった場合には、薬局開設者又は店舗販売業者は、薬剤師又は登録販売者に対面又は電話による情報提供を行わせるよう努めなければならない。

	a	b	c	d
1	正	正	正	誤
2	正	正	誤	正
3	正	誤	正	誤
4	誤	正	誤	誤
5	誤	誤	正	正

問95　次の成分（その水和物及びそれらの塩類を含む。）を有効成分として含有する製剤のうち、濫用等のおそれのあるものとして厚生労働大臣が指定する医薬品（平成26年厚生労働省告示第252号）として、正しいものの組合せはどれか。

a　アセトアミノフェン
b　コデイン（鎮咳去痰薬に限る。）

c　プソイドエフェドリン
d　インドメタシン

1（a、b）　2（a、d）　3（b、c）　4（b、d）　5（c、d）

問96　次の記述は、医薬品医療機器等法第66条第１項の条文である。（　　）の中に入れるべき字句の正しい組合せはどれか。

（a）、医薬品、医薬部外品、化粧品、医療機器又は再生医療等製品の名称、（b）、効能、効果又は性能に関して、明示的であると暗示的であるとを問わず、虚偽又は誇大な記事を広告し、記述し、又は（c）してはならない。

	a	b	c
1	医薬関係者は	製造方法	掲示
2	医薬関係者は	用法、用量	流布
3	何人も	製造方法	流布
4	何人も	用法、用量	流布
5	何人も	用法、用量	掲示

問97　医薬品の販売広告に関する以下の記述のうち、誤っているものを一つ選びなさい。

1　医薬品の広告に該当するか否かについては、⑴顧客を誘引する意図が明確であること、⑵特定の医薬品の商品名が明らかにされていること、⑶一般人が認知できる状態であることのいずれの要件も満たす場合には、広告に該当するものと判断されている。
2　承認前の医薬品については、製造方法、効能、効果又は性能に関する広告が禁止されているが、名称のみであれば広告が認められている。
3　医薬品医療機器等法における広告に対する規制は、広告等の依頼主だけでなく、その広告等に関与するすべての人が対象となる。
4　一般用医薬品の販売広告としては、製薬企業等の依頼によりマスメディアを通じて行われるもののほか、薬局、店舗販売業又は配置販売業において販売促進のため用いられるチラシやダイレクトメール、POP広告も含まれる。

問 98 医薬品等適正広告基準（平成29年９月29日付け薬生発0929第４号厚生労働省医薬・生活衛生局長通知）に関する記述のうち、正しいものの組み合わせはどれか。

a　医薬関係者が医薬品を推薦している旨の広告は、事実であれば不適当な広告となることはない。
b　漢方処方製剤の効能効果は、配合されている個々の生薬成分が相互に作用しているため、それらの構成生薬の作用を個別に挙げて説明することが望ましい。
c　「天然成分を使用しているので副作用がない」という広告表現は、過度の消費や乱用を助長するおそれがあり不適当である。
d　医薬品の有効性又は安全性について、それが確実であることを保証するような表現がなされた広告は、明示的・暗示的を問わず、虚偽又は誇大な広告とみなされる。

1（a、b）　2（a、d）　3（b、c）　4（b、d）　5（c、d）

問 99 医薬品の販売方法に関する次の記述のうち、正しいものの組合せはどれか。

a　配置販売業において、医薬品を先用後利によらず現金売りを行うことは配置による販売行為に当たらないため認められない。
b　医薬品を懸賞や景品として授与することは、原則として認められていない。
c　医薬品と一緒にキャラクターグッズ等の景品類を提供して販売することはいかなる場合でも認められない。
d　効能効果が重複するような医薬品を組み合わせて販売又は授与することは、購入者の利便性を高めるため推奨されている。

1（a、b）　2（a、c）　3（a、d）　4（b、c）　5（b、d）

問 100 次の記述は、行政庁による監視指導及び処分に関するものである。正しいものの組み合わせはどれか。なお、都道府県知事等とあるのは、薬局又は店舗販売業の所在地が保健所設置市又は特別区の区域にある場合においては、市長又は区長とする。

a　都道府県知事等は、薬事監視員に、薬局開設者又は医薬品の販売業者から不良医薬品の疑いのある物を、試験のため必要な最少分量に限り、収去させることができる。

b　薬剤師や登録販売者を含む従業員が、薬事監視員の質問に対して正当な理由なく答弁しなかったり、虚偽の答弁を行った場合の罰則規定はない。

c　都道府県知事等は、薬局開設者又は医薬品の販売業者が禁錮以上の刑に処せられたときは、その許可を取り消さなければならない。

d　都道府県知事は、配置販売業の配置員が、その業務に関し、法令に違反する行為があったときは、その配置販売業者に対して、その配置員による配置販売の業務の停止を命ずることができる。

1（a、c）　2（a、d）　3（b、c）　4（b、d）

医薬品の適正使用と安全対策

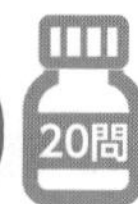

問101 一般用医薬品の添付文書に関する以下の記述のうち、誤っているものを一つ選びなさい。

1 医薬品の有効性・安全性等に係る新たな知見、使用に係る情報に基づき、定期的に改訂がなされている。
2 重要な内容が変更された場合には、改訂年月を記載するとともに改訂された箇所を明示することとされている。
3 添付文書の販売名の上部に、添付文書の必読及び保管に関することが記載されている。
4 一般用医薬品を使用した人が医療機関を受診する際、その添付文書を持参し、医師や薬剤師に見せて相談がなされることが重要である。

問102 一般用医薬品の添付文書に関する以下の記述の正誤について、正しい組み合わせを下から一つ選びなさい。

a 「服用前後は飲酒しないこと」等の小児では通常当てはまらない内容は、小児に使用される医薬品の添付文書に、その医薬品の配合成分に基づく一般的な注意事項として記載されていない。
b 使用上の注意は、「してはいけないこと」、「相談すること」及び「その他の注意」から構成され、適正使用のために重要と考えられる項目が前段に記載されている。
c 「してはいけないこと」には、守らないと症状が悪化する事項、副作用又は事故等が起こりやすくなる事項について記載されている。
d 副作用については、まれに発生する重篤な副作用について副作用名ごとに症状が記載され、そのあとに続けて、一般的な副作用について関係部位別に症状が記載されている。

	a	b	c	d
1	正	正	正	正
2	正	誤	正	誤
3	誤	正	正	誤
4	誤	正	誤	誤
5	誤	誤	誤	正

問103 一般用検査薬の添付文書等に関する記述のうち、正しいものの組み合わせを１つ選びなさい。

a　妊娠検査薬には、使用者が一般の生活者であるので、検出感度は記載されていない。
b　キットの内容及び成分・分量のほか、添加物として配合されている成分も必ず記載しなければならない。
c　検査結果が陰性であっても何らかの症状がある場合は、再検査するか又は医師に相談する旨等が記載されている。
d　使用目的や使用方法が記載されている。

1（a、b）　2（a、c）　3（b、d）　4（c、d）

問104 一般用医薬品の保管及び取扱い上の注意に関する以下の記述の正誤について、正しい組み合わせを下から一つ選びなさい。

a　錠剤、カプセル剤は冷蔵庫内で保管することが望ましい。
b　点眼薬は、複数の使用者で使い回しすると、万一、使用に際して薬液に細菌汚染があった場合に、別の使用者に感染するおそれがある。
c　医薬品を携行するために別の容器へ移し替えると、日時が経過して中身がどんな医薬品であったか分からなくなってしまうことがあり、誤用の原因となるおそれがある。
d　病人が小児の場合、すぐ服用させることができるように小児が容易に手に取れる場所（枕元など）に置いたほうがよい。

	a	b	c	d
1	正	正	誤	正
2	正	誤	正	誤
3	正	誤	誤	誤
4	誤	正	正	誤
5	誤	誤	正	正

問105 一般用医薬品の製品表示に関する次の記述の正誤について、正しい組合せはどれか。

a　使用期限の表示については、適切な保存条件の下で製造後１年を超えて性状及び品質が安定であることが確認されている医薬品において法的な表示義務はない。

b　「保管及び取扱い上の注意」の項目のうち、医薬品の保管に関する事項については、購入者が製品を開封して添付文書に目を通すことが重要であるため、その容器や包装には記載されていない。

c　副作用や事故等が起きる危険性を回避するため、１回服用量中0.1mLを超えるアルコールを含有する内服液剤（滋養強壮を目的とするもの）については、アルコールを含有する旨及びその分量が記載されている。

	a	b	c
1	正	正	誤
2	誤	誤	誤
3	正	誤	正
4	誤	正	誤
5	誤	誤	正

問106　一般用医薬品の添付文書における記載項目とその記載事項に関する以下の関係について、誤っているものを一つ選びなさい。

	記載項目	記載事項
1	効能又は効果	一般の生活者が自ら判断できる症状、用途
2	用法及び用量	年齢区分、１回用量、１日の使用回数
3	成分及び分量	有効成分が不明なものにあっては、その本質及び製造方法の要旨
4	成分及び分量	添加物として配合されている成分（人体に直接作用しない検査薬等を除く。）
5	消費者相談窓口	独立行政法人医薬品医療機器総合機構の電話番号、受付時間

問107　一般用医薬品の添付文書の「次の人は使用（服用）しないこと」の項において、「本剤又は本剤の成分、牛乳によるアレルギー症状を起こしたことがある人」と記載されている成分は、次のうちどれか。

1　亜硫酸ナトリウム
2　タンニン酸アルブミン
3　ヒアルロン酸ナトリウム
4　リドカイン
5　ホウ酸

問108 次の医薬品成分のうち、それを含有することにより内服用の一般用医薬品の添付文書等において、「次の人は服用しないこと」の項目中に、「次の症状がある人」として「前立腺肥大による排尿困難」と記載することとされている成分はどれか。

1　ビサコジル
2　タンニン酸アルブミン
3　チアミン塩化物塩酸塩
4　イブプロフェン
5　プソイドエフェドリン塩酸塩

問109 以下の成分を含む一般用医薬品のうち、メトヘモグロビン血症を起こすおそれがあるため、６歳未満の小児には使用（服用）しない旨が添付文書に記載されるものとして、正しいものを一つ選びなさい。

1　チペピジンヒベンズ酸塩
2　ブチルスコポラミン臭化物
3　アミノ安息香酸エチル
4　フェルビナク
5　メキタジン

問110 次の成分のうち、それを含有する一般用医薬品の添付文書の「使用上の注意」において、「次の人は使用（服用）しないこと」の項目中に、「出産予定日12週以内の妊婦」と記載しなければならないこととされているものとして、正しいものの組み合わせはどれか。

a　アスピリン
b　トラネキサム酸
c　イブプロフェン
d　センノシド

1（a、b）　2（a、c）　3（a、d）　4（b、d）　5（c、d）

問111 **一般用医薬品の使用上の注意に関する記述について、「服用後、乗物又は機械類の運転操作をしないこと」と添付文書に記載されているものを一つ選べ。**

1　インドメタシン
2　コデインリン酸塩水和物
3　スクラルファート
4　アスピリン
5　グリチルリチン酸二カリウム

問112 **医薬品等に係る緊急安全性情報及び安全性速報に関する次の記述の正誤について、正しい組合せはどれか。**

a　緊急安全性情報は、Ａ４サイズの黄色地の印刷物で、イエローレターとも呼ばれる。
b　安全性速報は、医薬品、医療機器又は再生医療等製品について緊急かつ重大な注意喚起や使用制限に係る対策が必要な状況にある場合に作成される。
c　一般用医薬品に関係する緊急安全性情報が発出されたことはない。
d　安全性速報は、厚生労働省からの命令、指示に基づき作成されるもので、製造販売業者の自主決定に基づき作成されることはない。

	a	b	c	d
1	誤	正	誤	誤
2	正	誤	正	誤
3	正	誤	誤	誤
4	誤	正	正	正
5	正	正	誤	正

問113 **以下の医薬品・医療機器等安全性情報報告制度に関する記述について、（　　）の中に入れるべき字句の正しい組み合わせはどれか。**

収集された副作用等の情報は、その医薬品の製造販売業者等において評価・検討され、必要な安全対策が図られる。各制度により集められた副作用情報については、独立行政法人医薬品医療機器総合機構において（　a　）の意見を聴きながら調査検討が行われ、その結果に基づき、（　b　）は、（　c　）の意見を聴いて、使用上の注意の改訂の指示等を通じた注意喚起のための情報提供や、効能・効果や用法・用量の一部変更、調査・実験の実施の指示、製造・販売の中止、製品の回収等の安全対策上必要な行政措置を講じている。

	a	b	c
1	専門委員	厚生労働大臣	薬事・食品衛生審議会
2	専門委員	薬事・食品衛生審議会	厚生労働大臣
3	厚生労働大臣	専門委員	薬事・食品衛生審議会
4	薬事・食品衛生審議会	専門委員	厚生労働大臣
5	薬事・食品衛生審議会	厚生労働大臣	専門委員

問114 医薬品による副作用等が疑われる場合の報告に関する次の記述の正誤について、正しい組合せはどれか。

a　医薬品との因果関係が明確でない場合は、報告の対象とならない。
b　医薬品の誤用によるものと思われる健康被害は、報告の対象とならない。
c　報告様式は、(独)医薬品医療機器総合機構のホームページから入手できる。
d　医薬品の販売等に従事する専門家は、報告の必要性を認めた日から起算して、15日以内に報告しなければならない。

	a	b	c	d
1	正	正	正	正
2	誤	誤	正	誤
3	正	誤	誤	誤
4	誤	誤	正	正
5	誤	正	誤	正

問115 医薬品医療機器等法第68条の10第１項の規定に基づき、医薬品の製造販売業者が、その製造販売した医薬品について行う副作用等の報告のうち、15日以内に厚生労働大臣に報告することとされている事項として、正しいものの組合せはどれか。

a　医薬品によるものと疑われる副作用症例のうち、使用上の注意から予測できないもので、死亡に至った事例
b　医薬品によるものと疑われる感染症症例のうち、使用上の注意から予測できるもので、重篤（死亡を含む）な事例
c　副作用症例・感染症の発生傾向が著しく変化したことを示す研究報告
d　承認を受けた効能若しくは効果を有しないことを示す研究報告

1（a、b）　2（a、c）　3（b、c）　4（b、d）　5（c、d）

問116　医薬品副作用被害救済制度に関する次の記述の正誤について、正しい組合せはどれか。

a　製薬企業の社会的責任に基づく公的制度として運営が開始された。
b　健康被害を受けた本人（又は家族）の給付請求を受けて、都道府県知事が判定した結果に基づいて、医療費、障害年金、遺族年金等の各種給付が行われる。
c　救済給付業務に必要な費用のうち、給付費については、独立行政法人医薬品医療機器総合機構法の規定に基づいて、製造販売業者から年度ごとに納付される拠出金が充てられる。

	a	b	c
1	正	正	正
2	正	正	誤
3	正	誤	正
4	誤	誤	誤

問117　次の１～５で示される医薬品副作用被害救済制度の給付の種類のうち、請求の期限がないものはどれか。

1　遺族一時金　2　遺族年金　3　障害年金　4　医療費　5　葬祭料

問118　医薬品ＰＬセンターに関する記述の正誤について、正しい組み合わせを１つ選びなさい。

a　独立行政法人医薬品医療機器総合機構により、平成７年７月のＰＬ法の施行と同時に開設された。
b　消費者が、医薬品又は医薬部外品に関する苦情（健康被害以外の損害も含まれる）について製造販売元の企業と交渉するに当たって、公平・中立な立場で申立ての相談を受け付けている。
c　医薬品ＰＬセンターは、裁判において迅速な解決に導くことを目的としている。
d　医薬品副作用被害救済制度の対象となるケースのうち、製品不良など、製薬企業に損害賠償責任がある場合には、医薬品ＰＬセンターへの相談が推奨される。

	a	b	c	d
1	誤	誤	誤	正
2	誤	誤	正	誤
3	誤	正	誤	誤
4	正	誤	誤	誤
5	誤	誤	誤	誤

問119 塩酸フェニルプロパノールアミン（PPA）含有医薬品に関する次の記述について、（　　）の中に入れるべき字句の正しい組合せはどれか。

2003年８月までに、PPAが配合された一般用医薬品による（　a　）等の副作用症例が複数報告され、それらの多くが用法・用量の範囲を超えた使用又は禁忌とされている（　b　）患者の使用によるものであった。そのため、（　c　）から関係製薬企業等に対して使用上の注意の改訂、情報提供の徹底等を行うとともに、代替成分として（　d　）等への速やかな切替えにつき指示がなされた。

	a	b	c	d
1	脳出血	高血圧症	厚生労働省	プソイドエフェドリン塩酸塩
2	脳出血	糖尿病	厚生労働省	フルスルチアミン塩酸塩
3	腎不全	糖尿病	厚生労働省	フルスルチアミン塩酸塩
4	腎不全	高血圧症	消費者庁	プソイドエフェドリン塩酸塩
5	脳出血	糖尿病	消費者庁	プソイドエフェドリン塩酸塩

問120 医薬品の適正使用及び薬物乱用防止のための啓発活動に関する次の記述の正誤について、正しい組合せはどれか。

a 「6・26国際麻薬乱用撲滅デー」を広く普及し、薬物乱用防止を一層推進するため、毎年６月20日～７月19日までの１ヶ月間、国、自治体、関係団体等により、「ダメ。ゼッタイ。」普及運動が実施されている。

b 医薬品の適正使用の重要性等に関しては、認識や理解が必ずしも十分とはいえない小中学生には積極的に啓発すべきではない。

c 医薬品の持つ特質及びその使用・取扱い等について正しい知識を広く生活者に浸透させることにより、保健衛生の維持向上に貢献することを目的とし、毎年10月17日～23日の１週間を「薬と健康の週間」として、国、自治体、関係団体等による広報活動やイベント等が実施されている。

d 登録販売者は、適切なセルフメディケーションの普及定着、医薬品の適正

予想問題

使用の推進のための活動に積極的に参加、協力することが期待されている。

	a	b	c	d
1	正	正	誤	正
2	誤	正	正	誤
3	誤	正	誤	誤
4	正	誤	正	誤
5	正	誤	正	正

解答解説

医薬品に共通する特性と基本的な知識（20問）

問 1 3

a 治療もしくは予防に使用される。

問 2 3

a 50%致死量のことである。

b Good Clinical Practice（GCP）が制定されている。

d Good Post－marketing Study Practice（GPSP）が制定されている。

問 3 5

a 医薬品とは異なるものである。

問 4 5

問 5 3

d 容易に異変を自覚できるものばかりでなく、明確な自覚症状として現れないこともある。

問 6 3

a 医薬品の薬理作用等とは関係なく起こり得るものであり、基本的に薬理作用がない添加物も、アレルギーを引き起こす原因物質（アレルゲン）となり得る。

d 内服薬だけでなく外用薬等でも引き起こされることがある。

問 7 4

a 症状が一時的に緩和するだけの対処を漫然と続けているような場合には、いたずらに副作用を招く危険性が増すばかりでなく、適切な治療の機会を失うことにもつながりやすい。

b 安易に医薬品を使用するような場合には、特に副作用につながる危険性が高い。

問 8 3

c 注射薬であっても、食品によって医薬品の作用や代謝に影響を受ける可能性がある。

問 9 3

a 7歳以上15歳未満をいう。

c 副作用を起こしやすい。

問10 3

3 副作用を生じるリスクが高くなる。

問11 2

a 混ざらない仕組み（血液－胎盤関門）がある。

b 安全性に関する評価は困難である。

問12 1

c 望ましいもの（効果）と不都合なもの（副作用）とがある。

d それを目的として医薬品が使用されるべきではない。

問13 4

a 高温や多湿、光（紫外線）等によって品質の劣化（変質・変敗）を起こしやすいものが多い。

b 適切な保管・陳列がなされたとしても、経時変化による品質の劣化は避けられない。

問14 4

問15 4

4 「軽度な疾病に伴う症状の改善」である。

問16 4

問17 5

c R体とS体は体内で相互に転換するため、R体のサリドマイドを分離して製剤化しても催奇形性は避けられない。

問18 4

a キノホルム製剤である。

b 上半身に拡がる場合もある。

問19 5

a 「原料血漿」である。

b 「国及び製薬企業」である。

d 検査や献血時の問診の充実も図られた。

予想問題

問20 5

c 「ヒト乾燥硬膜」である。

主な医薬品とその作用（40問）

問21 1

b かぜの約８割はウイルスの感染が原因で、それ以外に細菌の感染などがある。

d かぜ薬は諸症状の緩和を図る対症療法薬である。

問22 4

問23 4

a まれに重篤な副作用として肝機能障害、偽アルドステロン症を生じることが知られている。

b 体力充実して、かぜのひきはじめで、寒気がして発熱、頭痛があり、咳が出て身体のふしぶしが痛く汗が出ていないものの感冒、鼻かぜ、気管支炎、鼻づまりに適すとされる。

c 体力中等度又はやや虚弱で、多くは腹痛を伴い、ときに微熱・寒気・頭痛・吐き気などのあるものの胃腸炎、かぜの中期から後期の症状に適すとされる。

問24 1

b 一般用医薬品では、15歳未満の小児には、いかなる場合も使用してはならない。

c これはジリュウの説明である。

問25 3

a 一時的な睡眠障害（寝つきが悪い、眠りが浅い）の緩和に用いられる。

d 胎児に障害を引き起こす可能性があるため、妊婦又は妊娠していると思われる女性は使用を避けるべきである。

問26 3

a 胃液分泌亢進作用がある。

c １日摂取量はカフェインとして500mgが上限とされている。

問27 3

b 「抗コリン成分」である。

c 脳に軽い興奮を起こさせて平衡感覚の混乱によるめまいを軽減させることを目的として配合されている。

問28 3

a 延髄の咳嗽中枢に作用することにより咳を抑える。

c これは「五虎湯」の説明である。

問29 3

3 ユリ科のジャノヒゲの根の膨大部を基原とする生薬で、鎮咳、去痰、滋養強壮等の作用を期待して用いられる。

問30 2

2 成分の一部が口腔や咽頭の粘膜から吸収されて循環血流中に入りやすく、全身的な影響を生じることがある。

問31 2

c 胃粘液の分泌を促す、胃粘膜を覆って胃液による消化から保護する、荒れた胃粘膜の修復を促す等の作用を期待して配合されていることがある。

問32 3

a 「小腸を刺激」である。

b 「大腸に生息する」である。

d 瀉下薬としては比較的作用が穏やかなため、主に乳幼児の便秘に用いられる。

問33 3

b 過剰な腸管の運動を正常化するとともに、水分や電解質の分泌も抑える止瀉作用を目的として用いられる。

c 食あたりや水あたりによる下痢は適用対象でない。

d 腸粘膜のタンパク質と結合して不溶性の膜を形成し、「腸粘膜をひきしめる（収斂）」ことにより、「腸粘膜を保護する」ことを目的として用いられる。

問34 4

d 母乳中に移行することがある。

問35 5

a 対象とする寄生虫は、回虫、蟯虫である。

c 回虫の自発運動を抑える作用を示し、虫体を排便とともに排出させることを目的として用いられる。

問36 1

b 直腸の感受性の低下(いわゆる慣れ)が生じて効果が弱くなる。

c 残量を再利用すると感染のおそれがあるので使用後は廃棄する。

d これは「炭酸水素ナトリウム」の説明である。

問37 3

b ウシ科のウシの胆嚢中に生じた結石を基原とする生薬である。

c シカ科のジャコウジカの「雄」の麝香腺分泌物を基原とする生薬である。

問38 5

a ウエスト周囲径(腹囲)を減少させるなどの痩身効果を目的とする医薬品ではない。

b 「LDLが140mg/dL以上、HDLが40mg/dL未満、中性脂肪が150mg/dL以上のいずれか」である。

c コレステロールからの過酸化脂質の生成を抑えるほか、末梢血管における血行を促進する作用があるとされる。

問39 3

c タンニン酸と反応して鉄の吸収が悪くなることがある。

d 「赤血球ができる過程で必要不可欠なビタミンB_{12}の構成成分」である。

問40 1

問41 4

1 「可逆的に」である。

2 痔による肛門部の「創傷の治癒を促す」効果を期待して配合される「組織修復成分」である。

3 「冷感刺激」である。

問42 2

問43 4

a その物質を特異的に認識した「免疫グロブリン(抗体)」によって肥満細胞が刺激され、細胞間の刺激の伝達を担う生理活性物質である「ヒスタミンやプロスタグランジン等」の物質が遊離する。

問44 2

b 体力中等度以上で口渇があり、尿量少なく、便秘するものの蕁麻疹、口内炎、湿疹・皮膚炎、皮膚の痒みに適すとされる。

問45 2

c ヒスタミンの働きを抑えることにより、それらの症状を緩和することを目的とした抗ヒスタミン成分である。

問46 5

b 角膜の乾燥を防ぐことを目的として、コンドロイチン硫酸ナトリウムが用いられる。

問47 2

b じゅくじゅくと湿潤している患部には、軟膏が適すとされる。

d 患部から十分離して噴霧し、また、連続して噴霧する時間は3秒以内とすることが望ましい。

問48 3

a 「副腎皮質ホルモン」である。

問49 3

b 頭皮における脂質代謝を高めて、余分な皮脂を取り除く作用を期待して用いられる。

c 精油成分で、抗菌、抗炎症などの作用を期待して用いられる。

問50 2

a　歯の齲蝕が修復されることはない。
d　歯肉溝での細菌の繁殖を抑えることを目的として配合されている。

問51　4

4　「酸性」になるとニコチンの吸収が低下する。

問52　2

1　ビタミンB_1は炭水化物からのエネルギー産生に不可欠な栄養素である。
3　ビタミンB_6はタンパク質の代謝に関与し、皮膚や粘膜の健康維持、神経機能の維持に重要な栄養素である。
4　ビタミンB_{12}は赤血球の形成を助け、また、神経機能を正常に保つために重要な栄養素である。

問53　1

問54　4

b　漢方処方製剤も、間質性肺炎や肝機能障害のような重篤な副作用が起きることがある。
c　現代中国で利用されている中医学に基づく薬剤は、漢方処方製剤（漢方薬）とは明らかに別物である。

問55　1

a　「体力充実して、腹部に皮下脂肪が多く、便秘がちなもの」の「高血圧や肥満に伴う動悸・肩こり・のぼせ・むくみ・便秘、蓄膿症（副鼻腔炎）、湿疹・皮膚炎、ふきでもの（にきび）、肥満症」に適すとされる。
c　「体力虚弱なもの」の「病後・術後の体力低下、疲労倦怠、食欲不振、ねあせ、手足の冷え、貧血」に適すとされる。

問56　4

c　ウイルスに対する殺菌消毒作用も示す。

問57　5

問58　2

問59　1

a　「健康状態を把握し」である。
c　悪性腫瘍、心筋梗塞や遺伝性疾患など重大な疾患の診断に関係するものは一般用検査薬の対象外である。

問60　3

a　ヒト絨毛性性腺刺激ホルモン（hCG）の有無を調べるものである。
c　尿中ｈＣＧの検出反応は、ｈＣＧと特異的に反応する抗体や酵素を用いた反応であるため、温度の影響を受けることがあり、検査操作を行う場所の室温が極端に高いか、又は低い場合にも、正確な検査結果が得られないことがある。

人体の働きと医薬品（20問）

問61　1

c　ビタミンB_6やB_{12}等の水溶性ビタミンの貯蔵臓器でもある。
d　「グリコーゲン」として蓄えられる。

問62　4

a　扁桃は「咽頭」の後壁にある。
d　心臓から送られてくる血液から「二酸化炭素」が肺胞気中に拡散し、代わりに「酸素」が血液中の赤血球に取り込まれるガス交換が行われる。

問63　4

問64　1

問65　2

b　「近くの物を見る」ときには「丸く厚みが増し」、「遠くの物を見る」ときには「扁平」になる。
c　「ビタミンA」である。

問66　5

a　「表皮の最下層」である。
c　細胞膜が丈夫な線維性の「タンパク質（ケラチン）」でできた板状の角質細胞と、「セラミド（リン脂質の一種）」を主成分とする細胞間脂質で構成されている。

d　手のひらなど毛根がないところも含め全身に分布するのは「エクリン腺」である。

問67　4

a　有機質（タンパク質及び多糖体）も存在しており、骨の強靱さを保つ役割を担っている。

b　成長が停止した後も一生を通じて破壊（骨吸収）と修復（骨形成）が行われている。

問68　1

1　「骨格筋、平滑筋、心筋」に分類される。

問69　5

a　目ー瞳孔散大

b　心臓ー心拍数増加

c　気管、気管支ー拡張

d　胃ー血管の収縮

問70　3

a　医薬品の大量服用や長期連用、乳幼児への適用外の使用等の不適正な使用がなされた場合に限らず、通常の用法・用量でも発生することがある。

問71　4

b　「便秘傾向がある人」である。

問72　3

a　脳の組織へ「移行しにくい」。

b　これは「延髄」の説明である。

問73　4

b　「水溶性」の物質に変化したりする。

c　複合体は腎臓で濾過されない。

問74　3

問75　4

b　腸溶性製剤のような特殊なものを除き、胃で有効成分が溶出するものが大部分である。

d　濃度の高い方から低い方へ受動的に拡散していく現象である。

問76　2

c　比較的「速い」という特徴がある。

d　適用部位を水から遮断したい場合等には「軟膏剤」を用い、患部を水で洗い流したい場合等には「クリーム剤」を用いる。

問77　4

a　有効成分又はその代謝物の直接的肝毒性が原因で起きる中毒性のものと、有効成分に対する抗原抗体反応が原因で起きるアレルギー性のものに大別される。

c　「胆汁中へ排出されず血液中に滞留することにより生じる」である。

問78　1

a　体内に「塩分（ナトリウム）と水が貯留」し、体から「カリウムが失われる」ことによって生じる病態である。

問79　5

b　間質性肺炎は肺の中で肺胞と毛細血管を取り囲んで支持している組織（間質）が炎症を起こしたものである。※設問は通常の肺炎の説明である。

c　必ずしも発熱は伴わない。

d　悪化すると肺線維症（肺が線維化を起こして硬くなる状態）に移行することがある。

問80　3

薬事に関する法規と制度（20問）

問81　5

問82　5

a　注射等の侵襲性の高い使用方法は用いられていない。

c　一般用医薬品及び要指導医薬品ともに、一般の生活者が判断できる症状（例えば、胃痛、胸やけ、むかつき、もたれ等）で示されている。

d　卸売販売業者は、配置販売業者に対し、一般用医薬品以外の医薬品を販売又は授与してはならないこととされている。

問83 1

c 劇薬に関しては、保管場所の施錠は必須条件ではない。※設問は「毒薬」の説明である。

問84 3

3 その副作用等により、「日常生活に支障を来す程度の健康被害が生ずるおそれがある」保健衛生上のリスクが「比較的高い」一般用医薬品である。

問85 1

1 効能または効果は法定表示事項ではない。

問86 2

b 販売業の許可は不要である。

d 販売業の許可は不要である。

問87 5

c 販売前に安全性及び機能性の根拠に関する情報などが消費者庁長官へ届け出られたものである。※消費者庁長官の個別の許可を受けたものではない。

d 特定保健用食品、「栄養機能食品」、機能性表示食品を総称して保健機能食品という。

問88 2

b 医薬品販売業のうち、一般の生活者に対して医薬品を販売等することができるのは、店舗販売業及び配置販売業の許可を受けた者だけである。

c 「6年ごと」である。

問89 5

a 薬局開設者が薬剤師でないときは、その薬局で薬事に関する実務に従事する薬剤師のうちから管理者を指定して実地に管理させなければならないこととされている。

c 病院または診療所の調剤所は、例外的に、薬局としての開設の許可を受けずに、薬局の名称を付すことができる。

d 薬局での医薬品の販売行為は、薬局の業務に付随して行われる行為であるため、医薬品の販売業の許可は必要としない。

問90 4

a 薬局と異なり、薬剤師が従事していても調剤を行うことはできない。

b 153ページの解答46を参照。

c 「届出をすれば」ではなく「許可を受けた場合」である。

問91 2

b 配置販売業者またはその配置員は、その「住所地の都道府県知事が発行する身分証明書」の交付を受け、かつ、これを携帯しなければ、医薬品の配置販売に従事してはならない。

d 区域管理者が薬剤師である区域では、第一類医薬品を販売等することは可能だが、配置販売業では医薬品を開封して分割販売することは禁止されている。

問92 2

c 設問は「指定第２類医薬品」の説明である。

問93 2

「店舗の平面図」「取り扱う要指導医薬品の品名」は掲示しなければならない事項に該当しない。

問94 1

d 対面又は電話により情報提供を「行わせなければ」ならない。※努力義務ではなく義務である。

問95 3

アセトアミノフェン、インドメタシンは指定されていない。

問96 3

問97 2

2 名称も広告することは禁止されている。

問98 5

a 医薬関係者、医療機関、公的機関、団体等が、公認、推薦、選用等している旨の広告については、一般の生活者の当該医薬品に対する認識に与える影響が大きいことにかんがみて、仮に事実であったとしても、原則として不適当とされている。

b 配合されている個々の生薬成分が相互に作用しているため、それらの構成生薬の作用を個別に挙げて説明することは不適当である。

問99 1

c キャラクターグッズ等の景品類を提供して販売することに関しては、不当景品類及び不当表示防止法の限度内であれば認められている。

d 効能効果が重複するような医薬品を組み合わせて販売または授与することは不適当である。

問100 2

b 「五十万円以下の罰金に処する」(法第87条第13号) こととされている。

c その許可を「取り消し、または期間を定めてその業務の全部もしくは一部の停止を命ずることができる」こととされている。

医薬品の適正使用と安全対策 (20問)

問101 1

1 「必要に応じて随時」改訂がなされている。

問102 3

a 小児では通常当てはまらない内容でも、小児に使用される医薬品の添付文書等には、その医薬品の配合成分に基づく一般的な注意事項として記載されている。

d 「まず一般的な副作用について関係部位別に症状が記載」され、そのあとに続けて、「まれに発生する重篤な副作用について副作用名ごとに症状」が記載されている。

問103 4

a 検出感度も記載されている。

b 「必ず」ではない。人体に直接使用しない検査薬等に添加物として配合されている成分については、現在のところ、製薬企業界の自主申し合わせに基づいて、添付文書及び外箱への記載がなされている。

問104 4

a 冷蔵庫内での保管は不適当である。

d 小児の手の届かないところに保管すること。小児が容易に手に取れる場所(病人の枕元など)に医薬品が置かれていた場合に、誤飲事故が多く報告されている。

問105 5

a 「製造後3年を超えて」である。

b 購入者によっては、購入後すぐ開封せずにそのまま保管する場合や持ち歩く場合があるため、添付文書を見なくても適切な保管がなされるよう、その容器や包装にも、保管に関する注意事項が記載されている。

問106 5

5 添付文書等に記載される「消費者相談窓口」には、製造販売元の製薬企業(以下「製造販売業者」)において購入者等からの相談に応じるための窓口担当部門の名称、電話番号、受付時間等が記載されている。

問107 2

問108 5

問109 3

問110 2

問111 2

問112 3

b 「緊急かつ～ある場合」ではなく「一般的な使用上の注意の改訂情報よりも迅速な注意喚起や適正使用のための対応の注意喚起が必要な状況にあ

る場合」に作成される。

c　一般用医薬品にも関係する緊急安全性情報が発出されたこともある。

d　製造販売業者の自主決定等に基づいても作成される。

問113　1

問114　2

a　医薬品との因果関係が必ずしも明確でない場合であっても報告の対象となり得る。

b　安全対策上必要があると認めるときは、医薬品の過量使用や誤用等によるものと思われる健康被害についても報告がなされる必要がある。

d　報告期限は特に定められていない。

問115　1

各「研究報告」の報告期限は30日以内とされている。

問116　3

b　「厚生労働大臣が判定」である。

問117　3

ほかに、障害児養育年金も請求期限はない。

問118　3

a　「日本製薬団体連合会」により開設された。

c　裁判によらずに迅速な解決に導くことを目的としている。

d　『医薬品副作用被害救済制度の「対象とならないケース」のうち』である。

問119　1

問120　5

b　医薬品の適正使用の重要性等に関しては、小中学生のうちからの啓発が重要である。

〈執筆者紹介〉
阿佐ヶ谷制作所・登録販売者研究会
医療・医薬・健康・東洋医学（漢方、薬膳など）等に特化した制作集団。ドラッグストア勤務経験者で医薬品登録販売者、中医薬膳師の資格を持つ代表の岩井浩をはじめ、薬剤師などの資格を持つスタッフが在籍。また、医療・健康業界をはじめとした理科系の人脈も豊富。登録販売者の実務に関する書籍の執筆も手がける。

5日間でスッキリ合格　登録販売者　一問一答&予想問題〔第2版〕

2021年3月20日　初　版　第1刷発行
2023年3月15日　第2版　第1刷発行

編著者　阿佐ヶ谷制作所
（登録販売者研究会）
発行者　多田敏男
発行所　TAC株式会社　出版事業部
（TAC出版）

〒101-8383
東京都千代田区神田三崎町3-2-18
電話 03(5276)9492(営業)
FAX 03(5276)9674
https://shuppan.tac-school.co.jp

組版　株式会社グラフト
印刷　株式会社ワコープラネット
製本　株式会社常川製本

ISBN 978-4-300-10415-6
N.D.C. 499

TAC出版 書籍のご案内

TAC出版では、資格の学校TAC各講座の定評ある執筆陣による資格試験の参考書をはじめ、資格取得者の開業法や仕事術、実務書、ビジネス書、一般書などを発行しています！

TAC出版の書籍

＊一部書籍は、早稲田経営出版のブランドにて刊行しております。

資格・検定試験の受験対策書籍

- 日商簿記検定
- 建設業経理士
- 全経簿記上級
- 税　理　士
- 公認会計士
- 社会保険労務士
- 中小企業診断士
- 証券アナリスト
- ファイナンシャルプランナー(FP)
- 証券外務員
- 貸金業務取扱主任者
- 不動産鑑定士
- 宅地建物取引士
- 賃貸不動産経営管理士
- マンション管理士
- 管理業務主任者
- 司法書士
- 行政書士
- 司法試験
- 弁理士
- 公務員試験(大卒程度・高卒者)
- 情報処理試験
- 介護福祉士
- ケアマネジャー
- 社会福祉士　ほか

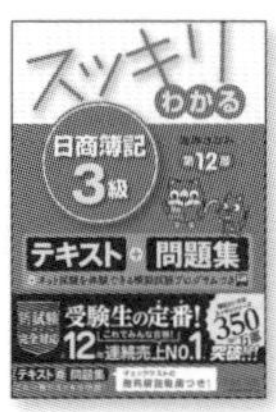
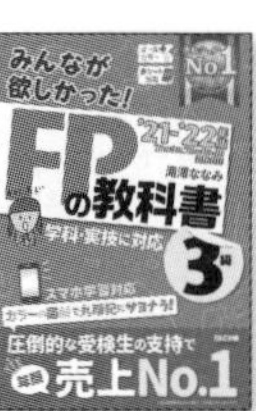
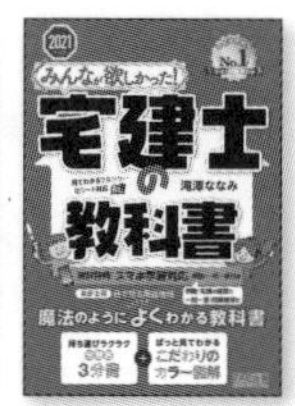
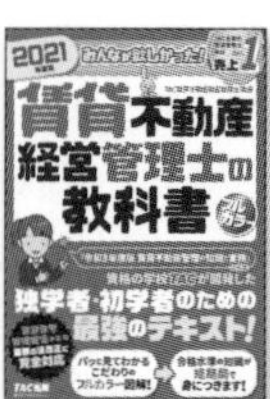
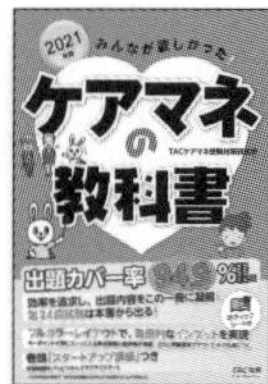
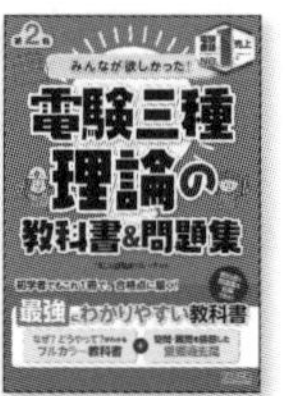

実務書・ビジネス書

- 会計実務、税法、税務、経理
- 総務、労務、人事
- ビジネススキル、マナー、就職、自己啓発
- 資格取得者の開業法、仕事術、営業術
- 翻訳ビジネス書

一般書・エンタメ書

- ファッション
- エッセイ、レシピ
- スポーツ
- 旅行ガイド（おとな旅プレミアム/ハルカナ）
- 翻訳小説

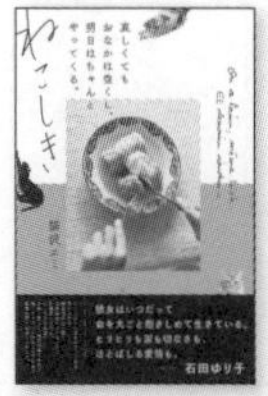
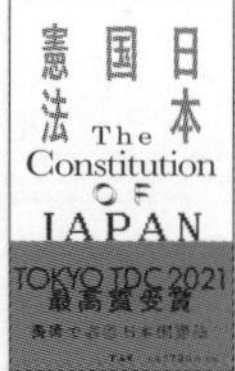
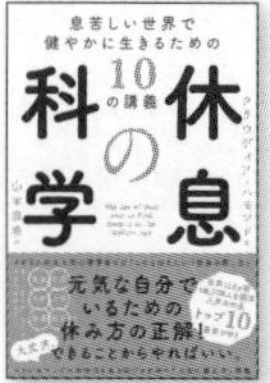
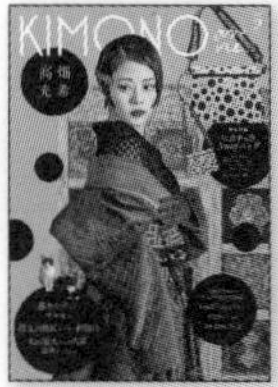
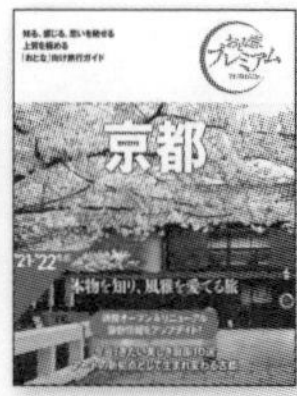
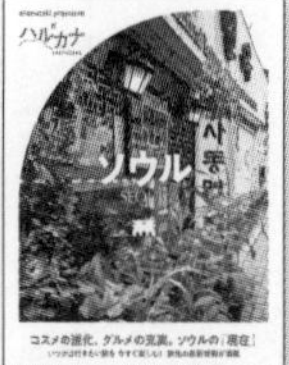

書籍のご購入は

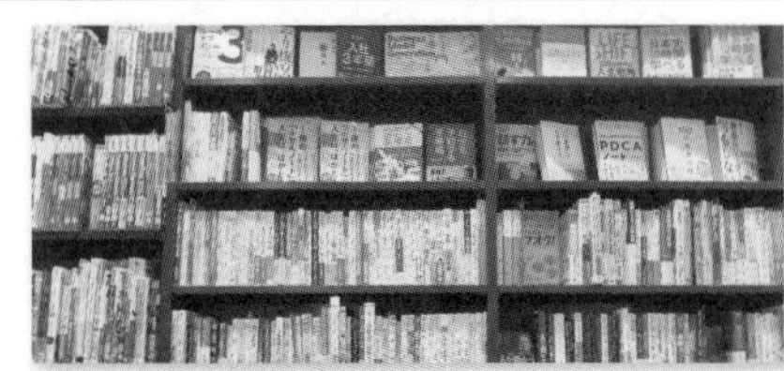

1 全国の書店、大学生協、ネット書店で

2 TAC各校の書籍コーナーで

資格の学校TACの校舎は全国に展開!
校舎のご確認はホームページにて

資格の学校TAC ホームページ
https://www.tac-school.co.jp

3 TAC出版書籍販売サイトで

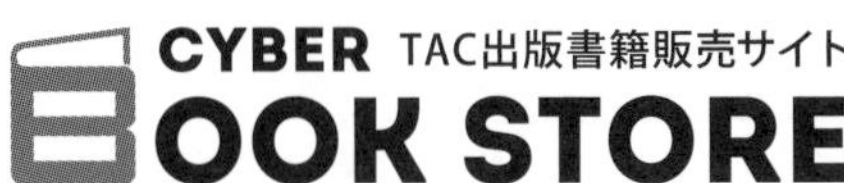

TAC 出版 で 検索

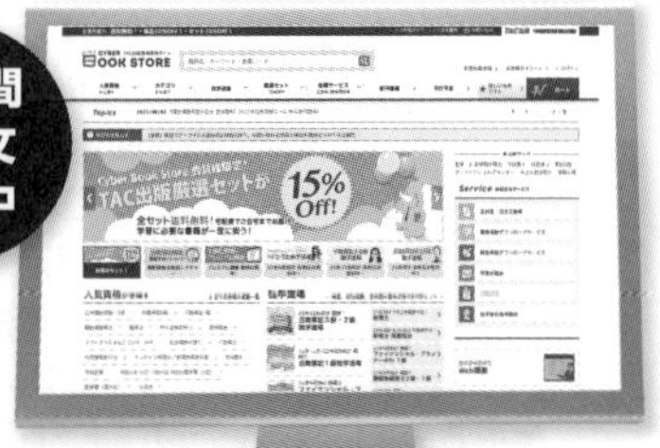

https://bookstore.tac-school.co.jp/

新刊情報をいち早くチェック!

たっぷり読める立ち読み機能

学習お役立ちの特設ページも充実!

TAC出版書籍販売サイト「サイバーブックストア」では、TAC出版および早稲田経営出版から刊行されている、すべての最新書籍をお取り扱いしています。
また、無料の会員登録をしていただくことで、会員様限定キャンペーンのほか、送料無料サービス、メールマガジン配信サービス、マイページのご利用など、うれしい特典がたくさん受けられます。

サイバーブックストア会員は、特典がいっぱい!(一部抜粋)

通常、1万円(税込)未満のご注文につきましては、送料・手数料として500円(全国一律・税込)頂戴しておりますが、1冊から無料となります。

専用の「マイページ」は、「購入履歴・配送状況の確認」のほか、「ほしいものリスト」や「マイフォルダ」など、便利な機能が満載です。

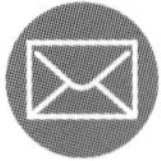

メールマガジンでは、キャンペーンやおすすめ書籍、新刊情報のほか、「電子ブック版TACNEWS(ダイジェスト版)」をお届けします。

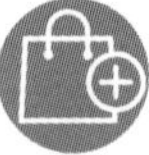

書籍の発売を、販売開始当日にメールにてお知らせします。これなら買い忘れの心配もありません。

書籍の正誤に関するご確認とお問合せについて

書籍の記載内容に誤りではないかと思われる箇所がございましたら、以下の手順にてご確認とお問合せをしてくださいますよう、お願い申し上げます。
なお、正誤のお問合せ以外の**書籍内容に関する解説および受験指導などは、一切行っておりません。**
そのようなお問合せにつきましては、お答えいたしかねますので、あらかじめご了承ください。

1 「Cyber Book Store」にて正誤表を確認する

TAC出版書籍販売サイト「Cyber Book Store」の
トップページ内「正誤表」コーナーにて、正誤表をご確認ください。

CYBER BOOK STORE TAC出版書籍販売サイト

URL:https://bookstore.tac-school.co.jp/

2 1の正誤表がない、あるいは正誤表に該当箇所の記載がない ⇒ 下記①、②のどちらかの方法で文書にて問合せをする

★ご注意ください★

お電話でのお問合せは、お受けいたしません。
①、②のどちらの方法でも、お問合せの際には、「お名前」とともに、
「対象の書籍名(○級・第○回対策も含む)およびその版数(第○版・○○年度版など)」
「お問合せ該当箇所の頁数と行数」
「誤りと思われる記載」
「正しいとお考えになる記載とその根拠」
を明記してください。
なお、回答までに1週間前後を要する場合もございます。あらかじめご了承ください。

① ウェブページ「Cyber Book Store」内の「お問合せフォーム」より問合せをする

【お問合せフォームアドレス】

https://bookstore.tac-school.co.jp/inquiry/

② メールにより問合せをする

【メール宛先 TAC出版】

syuppan-h@tac-school.co.jp

※土日祝日はお問合せ対応をおこなっておりません。
※正誤のお問合せ対応は、該当書籍の改訂版刊行月末日までといたします。

乱丁・落丁による交換は、該当書籍の改訂版刊行月末日までといたします。なお、書籍の在庫状況等により、お受けできない場合もございます。
また、各種本試験の実施の延期、中止を理由とした本書の返品はお受けいたしません。返金もいたしかねますので、あらかじめご了承くださいますようお願い申し上げます。

TACにおける個人情報の取り扱いについて
■お預かりした個人情報は、TAC(株)で管理させていただき、お問合せへの対応、当社の記録保管にのみ利用いたします。お客様の同意なしに業務委託先以外の第三者に開示、提供することはございません(法令等により開示を求められた場合を除く)。その他、個人情報保護管理者、お預かりした個人情報の開示等及びTAC(株)への個人情報の提供の任意性については、当社ホームページ(https://www.tac-school.co.jp)をご覧いただくか、個人情報に関するお問い合わせ窓口(E-mail:privacy@tac-school.co.jp)までお問合せください。

(2022年7月現在)